T0255882

Best of Pflege

Mit „Best of Pflege" zeichnet Springer die besten Masterarbeiten und Dissertationen aus dem Bereich Pflege aus. Inhalte aus den etablierten Bereichen der Pflegewissenschaft, Pflegepädagogik, Pflegemanagement oder aus neuen Studienfeldern wie Health Care oder Ambient Assisted Living finden hier eine geeignete Plattform. Die mit Bestnote ausgezeichneten Arbeiten wurden durch Gutachter empfohlen und behandeln aktuelle Themen rund um den Bereich Pflege. Die Reihe wendet sich an Praktiker und Wissenschaftler gleichermaßen und soll insbesondere auch Nachwuchswissenschaftlern Orientierung geben.

Weitere Bände in der Reihe http://www.springer.com/series/13848

Natalie Hubenthal · Marit Zimmermann

Transition von der Pädiatrie in die Erwachsenenversorgung

Der Bedarf von Jugendlichen und jungen Erwachsenen mit chronischer Erkrankung

Mit einem Geleitwort von Prof. Dr. Sandra Bachmann und Prof. Dr. Thomas Hering

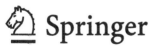 Springer

Natalie Hubenthal
Kassel, Deutschland

Marit Zimmermann
Amsterdam, Niederlande

ISSN 2569-8605   ISSN 2569-8621 (electronic)
Best of Pflege
ISBN 978-3-658-25236-6   ISBN 978-3-658-25237-3 (eBook)
https://doi.org/10.1007/978-3-658-25237-3

Die Deutsche Nationalbibliothek verzeichnet diese Publikation in der Deutschen National-
bibliografie; detaillierte bibliografische Daten sind im Internet über http://dnb.d-nb.de abrufbar.

Springer ist ein Imprint der eingetragenen Gesellschaft Springer Fachmedien Wiesbaden GmbH
und ist ein Teil von Springer Nature
Die Anschrift der Gesellschaft ist: Abraham-Lincoln-Str. 46, 65189 Wiesbaden, Germany

Geleitwort

Für Jugendliche und deren Bezugspersonen stellt die Adoleszenz und das Erwachsenwerden eine schwierige Zeit dar. Die Jugendlichen müssen in dieser Zeit neben den entwicklungsbedingten und interindividuellen Veränderungen lernen, mehr Verantwortung zu übernehmen und Entscheidungen eigenständig zu treffen. Bei Jugendlichen mit chronischer Erkrankung ist, neben der Bewältigung dieser Phase, insbesondere der verantwortungsvolle Umgang mit der eigenen Erkrankung eine Herausforderung. Der mit der Volljährigkeit notwendig werdende Wechsel von der Pädiatrie in die Erwachsenenmedizin ist dann zusätzlich mit Schwierigkeiten in der Versorgung und Begleitung der betroffenen Jugendlichen verbunden und begleitende Maßnahmen, wie eine strukturierte Überleitung, sind erforderlich. Derzeit gibt es in Deutschland keine gesetzliche Verankerung für die geplante Überleitung von Kindern und Jugendlichen mit einer chronischen Erkrankung von einer Kind-zentrierten zu einer Erwachsenen-zentrierten Gesundheitsversorgung. Dieser ist mit der Volljährigkeit, in Ausnahmefällen mit spätestens dem 25. Lebensjahr, notwendig.

Genau hier setzt die Masterarbeit von Frau Hubenthal und Frau Zimmermann an, die im Rahmen des Studiums der Evidence based Health Care an der Hochschule für Gesundheit (hsg) in Bochum durchgeführt wurde. Sie beschäftigen sich mit dem Thema „Transition bei chronisch kranken Jugendlichen von der Pädiatrie in die erwachsenenzentrierte Gesundheitsversorgung". Dabei gehen beide der Frage nach, welche Bedürfnisse und Gesundheitskompetenzen Jugendliche und junge Erwachsene mit chronischer Erkrankung haben. Das Ziel dieser Arbeit ist fehlende notwendige Kompetenzen der Betroffenen in Deutschland zu identifizieren und Wünsche hinsichtlich der eigenen Transition zu erheben, um eine individuelle, alters- und entwicklungsgerechte Betreuung für die Jugendlichen und jungen Erwachsenen mit chronischer Erkrankung sicher zu stellen.

Frau Zimmermann untersucht in ihrem Teil der Masterarbeit mittels eines quantitativen Forschungsdesigns die gesundheitsbezogene Transitionskompetenz von Jugendlichen und jungen Erwachsenen mit chronischer Erkrankung. Untersucht wird der Zusammenhang zwischen dem Diagnosezeitpunkt, Alter und Versorgungssetting und der Transitionskompetenz der Jugendlichen und jungen Erwachsenen.

Frau Hubenthal befasst sich in ihrem Teil der Masterarbeit mittels eines qualitativen Forschungsdesigns mit dem Erleben des Übergangs von der Pädiatrie in die Erwachsenenmedizin und den erforderlichen gesundheitsrelevanten Transitionskompetenzen der Jugendlichen und jungen Erwachsenen mit chronischer Erkrankung an die Transition auseinander.

Für den quantitativen Teil wurde der validierte Transitionskompetenz-Fragebogen der Universität Greifswald (Hermann-Garitz et al., 2015) zur Datenerhebung eingesetzt. Insgesamt konnten 38 vollständig ausgefüllte Fragebögen in die Datenanalyse einfließen. Die Ergebnisse weisen auf insgesamt transitionskompetente Jugendliche und junge Erwachsene hin. Mittelhohe Zusammenhänge ergeben sich zwischen Diagnosezeitpunkt, Alter und der Transitionskompetenz.

Für die qualitative Datenerhebung sind Jugendliche und junge Erwachsene mit einer chronischen Erkrankung bis zu einem Alter von 25 Jahren berücksichtigt worden. Zur Datenanalyse wendete Frau Hubenthal die Methode der thematischen Inhaltsanalyse von Burnard an. Es konnten sechs Interviews in die Qualifizierungsarbeit eingeschlossen werden. Dabei zeigt sich erwartungsgemäß ein grundsätzlich höherer Unterstützungsbedarf der Jugendlichen und jungen Erwachsenen beim Erwachsenwerden, als dies bei gesunden Gleichaltrigen beschrieben wird. Als zentrales Phänomen hat Frau Hubenthal „Das Bedürfnis nach Sicherheit durch einen Ansprechpartner" herausgearbeitet. Es besteht also der Wunsch nach einem Ansprechpartner für gesundheits- und krankheitsbezogene Fragen während des Transitionsprozesses.

Diese sehr gute Arbeit gibt wichtige Hinweise für eine individuelle, alters- und entwicklungsgerechte Betreuung für Jugendliche und junge Erwachsene mit chronischer Erkrankung, die zu einer Verbesserung in der Versorgung dieser Zielgruppe führen kann.

Bochum im Oktober 2018

Prof. Dr. Sandra Bachmann   **Prof. Dr. Thomas Hering**

Hochschule für Gesundheit,   Hochschule für Gesundheit,

Department für   Department für angewandte

Pflegewissenschaft   Gesundheitswissenschaften

Inhaltsverzeichnis

Abbildungsverzeichnis

Tabellenverzeichnis

Abkürzungsverzeichnis

AG	Arbeitsgemeinschaft
BTP	Berliner TransitionsProgramm
ebd.	ebenda
bzw.	beziehungsweise
EBM	Einheitlicher Bewertungsmaßstab
et al	und andere
e.V.	eingetragener Verein
c.a.	circa
DGfTM	Deutsche Gesellschaft für Transitionsmedizin
DGIM	Deutsche Gesellschaft für Innere Medizin
DGN	Deutsche Gesellschaft für Neurologie
DGKJ	Deutsche Gesellschaft für Kinder- und Jugendmedizin
d.h.	das heißt
ggf.	gegebenenfalls
GOÄ	Gebührenordnung für Ärzte
HLCA	Health Literacy in Childhood and Adolescence
$I_1 - I_6$	Interview$_1$ - Interview$_6$
kfH	Kuratorium für Dialyse und Nierentransplantation e.V.
M	arithmetisches Mittel
ModuS	modulares Schulungsprogramm
n	die Anzahl der Merkmalsausprägungen
N	die Größe der Grundgesamtheit
p	Wahrscheinlichkeit
rs	Spearman Korrelation
s.	siehe
SGB	Sozialgesetzbuch
SD	Standartabweichung
sog.	sogenannte/n
TK	Transitionskompetenz
u.a.	unter anderem
WHO	Weltgesundheitsorganisation
z.B.	zum Beispiel

Zusammenfassung

Transition beschreibt den geplanten Übergang bei chronisch kranken Jugendlichen von der Pädiatrie in die erwachsenenzentrierte Gesundheitsversorgung, welcher mit Eintritt der Volljährigkeit notwendig wird. Dies setzt einen eigenverantwortlichen Umgang mit der Erkrankung sowie eine adäquate Begleitung voraus, da sich die Strukturen beider Versorgungssettings grundsätzlich unterscheiden. Es sind die Transitionskompetenzen (TK) sowie die Wünsche und Bedürfnisse der Betroffen erforscht worden, um eine alters- und entwicklungsgerechte Begleitung sowie eine kontinuierliche Gesundheitsversorgung gewährleisten zu können. Dabei wurde ein Mixed-Methods-Ansatz verfolgt. Es konnten $N=38$ Onlinefragebögen zur TK und $N=6$ Interviews zu den Wünschen und Bedürfnissen der Betroffenen mit chronischer Erkrankung im Alter von 12 - 25 Jahren eingeschlossen werden. Insgesamt liegt eine gute TK vor, lediglich in leistungs- und sozialrechtlichen Fragen besteht Bedarf. Die jungen Erwachsenen wünschen sich zudem einen zentralen Ansprechpartner für ihre Fragen während des Transitionsprozesses.

Abstract

Transition describes the well-planned transfer from the paediatric - to the adult care setting of adolescents with a chronic illness which becomes inevitable by attaining legal age. This requires independent handling of the disease, as well as adequate support because both settings distinguish from each other. The readiness plus wishes and needs of affected young patients have been researched to offer support that corresponds to the level of development and to assure continuous health care. Therefore, a mixed-methods approach was taken. $N=38$ online-questionnaires regarding readiness and $N=6$ interviews regarding wishes and needs of the affected patients aged 12 - 25 with chronic diseases have been included. Altogether, they have good scores regarding readiness, there is only support required on healthcare issues and social law. Moreover, young adults would appreciate a primary contact for their questions during the process of transition.

Einleitung

Das Erwachsenwerden ist für jeden Heranwachsenden eine große Herausforderung, da es eine Vielzahl an Veränderungen mit sich bringt. Vor allem die Pubertät stellt häufig eine schwierige Zeit für die Jugendlichen und alle weiteren Beteiligten dar. So gilt es Selbstständigkeit zu entwickeln, Verantwortung zu übernehmen und Entscheidungen eigenständig zu treffen (Lohaus, Vierhaus & Maass, 2010). Bei Kindern und Jugendlichen mit einer chronischen Erkrankung betreffen diese Kompetenzen auch den Umgang mit ihrer Erkrankung. Denn die Betroffenen müssen neben den Herausforderungen der Pubertät auch die Umstände und Schwierigkeiten, die diese nach sich zieht, bewältigen.

Die KiGGS Welle 1 zeigt, dass in Deutschland 16,2% der Kinder und Jugendlichen im Alter zwischen 0 - 17 Jahren mit einer chronischen Erkrankung aufwachsen, für die die beschriebene Herausforderung besteht (Neuhauser & Poethko-Müller, 2014). Aufgrund des medizinischen Fortschrittes erreichen zudem immer mehr Patienten mit sogenanntem besonderem Versorgungsbedarf (z.B. Cystische fibrose, Spina bifida, angeborene Herz- und Stoffwechselerkrankungen) das Erwachsenenalter, wie es vor einigen Jahren noch nicht der Fall gewesen ist. Viele dieser Patienten können eine gute Lebensqualität und häufig auch eine normale Lebenserwartung erreichen (Reisch & Reincke, 2014; Sachverständigenrat zur Begutachtung und Entwicklung im Gesundheitswesen, 2009).

Der mit der Volljährigkeit notwendig werdende Wechsel von der Pädiatrie in die Erwachsenenmedizin verläuft nicht immer problemlos. Somit sind während dieser Phase begleitende Maßnahmen, also die Transition, erforderlich. Derzeit ist die Transition in Deutschland jedoch nicht gesetzlich verankert. Infolgedessen gewinnt das junge Fachgebiet der Transitionsmedizin an enormer Bedeutung (Oldhafer, 2016).

Das Ziel dieser empirischen Arbeit ist es, den Bedarf von Jugendlichen und jungen Erwachsenen hinsichtlich der Transition zu erheben. Dafür werden, nach der Erläuterung des Hintergrundes und den genauen Zielformulierungen, zwei Forschungsstränge gebildet. Zum einen werden bezüglich des Bedarfs die Gesundheitskompetenzen und zum anderen die Wünsche und Bedürfnisse, welche die Betroffenen bezüglich der Transition formulieren, erhoben. Beide Ergebnisse werden in einer gemeinsamen Diskussion sowie im Fazit zusammengeführt. Somit soll ein umfassendes Bild gegeben werden können, in welchen Bereichen Unterstützungsbedarf besteht und wie dieser adäquat an die Jugendlichen und jungen Erwachsenen vermittelt werden kann.

© Springer Fachmedien Wiesbaden GmbH, ein Teil von Springer Nature 2019
N. Hubenthal und M. Zimmermann, *Transition von der Pädiatrie in die Erwachsenenversorgung*, Best of Pflege, https://doi.org/10.1007/978-3-658-25237-3_1

1 Hintergrund

Die Adoleszenz und das Erwachsenwerden bergen viele entwicklungsbedingte und interindividuelle Veränderungen in den verschiedenen Lebensbereichen. So ist diese Phase als eine sensitive Passage im Lebenslauf gekennzeichnet (Lohaus et al., 2010). Eine chronische Erkrankung erschwert die Bewältigung der entwicklungstypischen Aufgaben zusätzlich und impliziert weitere auf die Gesundheitsversorgung bezogene Schwierigkeiten (Oldhafer, 2016).

Was ist Transition?

Um diesem Bedarf und der kritischen Phase der Jugendlichen und jungen Erwachsenen beim Übergang von der Pädiatrie in die Erwachsenenmedizin gerecht zu werden, ist eine besondere und individuelle Betreuung der Betroffenen notwendig. Der Deutschen Gesellschaft für Transitionsmedizin zufolge ist die Transition „der geplante Übergang von einer Kind-zentrierten zu einer Erwachsenen-zentrierten Gesundheitsversorgung" (Deutsche Gesellschaft für Transitionsmedizin, 2016). Dieser ist mit der Volljährigkeit, in Ausnahmefällen mit spätestens dem 25. Lebensjahr, notwendig. Hierbei muss der Begriff der Transition klar von dem des Transfers abgegrenzt werden, bei welchem es sich lediglich um den Wechsel eines Patienten in ein anderes Behandlungssetting handelt. Somit ist der Transfer als Maßnahme ein Bestandteil des Transitionsprozesses (Oldhafer, 2016).

Müther, Rodeck, Wurst und Nolting (2014) definieren drei Patientengruppen, die in die Erwachsenenversorgung transitieren. Das sind zum einen Patienten, die an Erkrankungen leiden, welche in der Erwachsenenmedizin bereits bekannt sind, wie zum Beispiel Diabetes mellitus, Epilepsie, Asthma bronchiale, chronisch-entzündliche Darmerkrankungen oder bestimmte Hormonstörungen. Zum anderen stellen Jugendliche mit Erkrankungen, die in der Erwachsenenmedizin weitgehend unbekannt sind, die zweite transitierende Patientengruppe dar. Dabei handelt es sich um Patienten mit Cystischer Fibrose oder seltenen Stoffwechselerkrankungen, die das Erwachsenenalter bis vor einiger Zeit noch nicht erreicht haben. Die dritte Patientengruppe sind zudem Jugendliche mit geistiger – und Mehrfachbehinderung. Diese werden auch mit Eintritt in die Volljährigkeit keine, oder lediglich eingeschränkte, Selbstständigkeit erwerben können.

Insgesamt dauert der Transitionsprozess über mehrere Jahre an. So betrifft dieser die Versorgungskontinuität mit Beginn in der Pädiatrie bis hin in den erfolgreichen Übergang in die Erwachsenenmedizin (Reisch & Reincke, 2014). Während dieser Zeit finden mehrere Veränderungsprozesse statt. Dabei spielen sowohl Lösungs- als auch Adaptionsprozesse eine zentrale Rolle. Die Jugendlichen müssen sich hier von ihren gewohnten Strukturen, Einrichtungen und Bezugspersonen lösen und sich in einem anderen Setting wieder an diese

© Springer Fachmedien Wiesbaden GmbH, ein Teil von Springer Nature 2019
N. Hubenthal und M. Zimmermann, *Transition von der Pädiatrie in die Erwachsenenversorgung*, Best of Pflege, https://doi.org/10.1007/978-3-658-25237-3_2

anpassen (Oldhafer, 2016). Die betroffenen Jugendlichen/ jungen Erwachsenen müssen in dieser Zeit durch unterschiedliche Maßnahmen lernen, für sich und den Umgang mit ihrer Erkrankung selbstständig Verantwortung zu übernehmen. Es wird ein „Statuswechsel" durchlaufen (Ullrich, 2016, S. 10), welcher die Ablösung vom Elternhaus und das Heranwachsen vom abhängigen Kind zu einem jungen eigenverantwortlichen Erwachsenen beinhaltet (Ullrich, 2016). Im Regelfall sollten erste Veränderungen in der pädiatrischen Sprechstunde zur Initiierung der Eigenverantwortung des Jugendlichen zwischen dem 14. – 16. Lebensjahr beginnen. Dazu ist zum Beispiel zu zählen, dass nun der Patient die Sprechstunde allein besucht und die Kommunikation direkt zwischen Arzt und dem Jugendlichen und nicht mehr primär über die Eltern erfolgt (Oldhafer, 2016).

Ziele von Transition

Grundsätzlich ist das Ziel von Transition „aus einem im Krankheitsmanagement von elterlicher Hilfe und Aufsicht abhängigen Kind einen autonom handlungsfähigen Erwachsenen zu machen" (Ullrich, 2016, S. 15). Zum aktuellen Zeitpunkt ist die Studienlage im Bereich der Transitionsmedizin allerdings zu rar, um Parameter für eine erfolgreiche Transition definieren zu können. Das einzige Maß, das bisher gemessen werden kann, ist, wenn der Patient sich bei einem ihm vertrauten Arzt in der Erwachsenenversorgung eingefunden hat und dort eine lückenlose, adäquate Betreuung erhält (Oldhafer, 2016). Was den Patienten betrifft, so kann jedoch gesagt werden, dass Bereiche wie Lebensqualität, Bildung und Integration – sowohl sozial als auch beruflich – eine wesentliche Rolle in diesem Zusammenhang spielen. Weiterhin sind jedoch auch eine Einschätzung über den Krankheitsverlauf sowie die Kompetenz bezüglich des Umgangs mit der eigenen Erkrankung als messbare Zielgrößen zu benennen (ebd.). Im geplanten Transitionsprozess ist es somit unabdingbar dementsprechend sowohl die Selbstbestimmung und Selbstversorgung des Jugendlichen zu fördern als auch die Fähigkeit Entscheidungen zu treffen und zu kommunizieren. Parallel dazu sollten auch die Erziehungsberechtigten des Patienten mitbetreut werden (American Academy of Pediatrics, 2002; McDonagh, 2005; zitiert nach SVR, 2009, S. 236). Auf struktureller Ebene ist eine Gesundheitsversorgung mit hoher Qualität anzustreben, die ebenso koordiniert wie auch kontinuierlich stattfinden muss, um lebenslang einen bestmöglichen Funktionserhalt auf Seiten des Betroffenen zu erreichen (ebd.). Eine erfolgreiche Transition ist somit an der Schnittstelle zwischen Pädiatrie und Erwachsenenversorgung von großer Relevanz (Reisch & Reincke, 2014).

Pädiatrie versus Erwachsenenversorgung

Die unterschiedlichen Gegebenheiten in der pädiatrischen und der erwachsenenzentrierten Gesundheitsversorgung stellen bezüglich des Wechsels eine große Herausforderung für die jugendlichen Patienten dar. Im pädiatrischen Versorgungssetting besteht eine „trianguläre

Behandlungsbeziehung" (Oldhafer, 2016, S. 3) zwischen dem Arzt, dem Patienten und seinen Erziehungsberechtigten. Somit wird die gesamte Familie in den Fokus genommen und die Entwicklung, psychosoziale Faktoren und kindgerechte Erklärungen berücksichtigt. Die Arbeit in der erwachsenenzentrierten Versorgung verläuft demgegenüber patientenzentriert. Vom Patienten wird autonomes und eigenverantwortliches Handeln vorausgesetzt. Im Mittelpunkt stehen die Kontrolle und Therapie der Erkrankung (Gelbmann & Melter, 2010; Keller, 2010; Sachverständigenrat zur Begutachtung der Entwicklung im Gesundheitswesen, 2009). Dementsprechend wird in der Erwachsenenmedizin auch weniger Zeit für den Patienten eingeplant als in der Pädiatrie. Meist besteht zwischen dem Pädiater und seinem Patienten eine intensivere und dadurch auch emotionalere Bindung. Pubertätsbedingte Konflikte und Verhaltensweisen, unter anderem die Gefahr einer niedrigen Therapieadhärenz, sind bekannt. Dahingegen sind die weiterbehandelnden Fachärzte in der Regel erfahrener mit Folgeerkrankungen, die möglicherweise erst im Erwachsenenalter in Erscheinung treten (Keller, 2010). Insgesamt beschreiben ehemalige pädiatrische Patienten ihre Ärzte als „warmherzig und freundlich" (Keller, 2010, S. 740), wohingegen der Internist als „kühler und intellektueller" (ebd.) dargestellt wird und sich die Arzt-Patienten-Beziehung eher distanziert verhält. Allgemein müssen sich die Jugendlichen und jungen Erwachsenen zudem von einer informellen und lockeren Struktur an ein formales und direktes Umfeld gewöhnen (Sachverständigenrat zur Begutachtung der Entwicklung im Gesundheitswesen, 2009). Sie sind zumeist eine multidisziplinäre Versorgung aus einer Hand, in speziellen Zentren, gewohnt und werden fortan von einem Facharzt betreut, während Konsultationen zu anderen Disziplinen zu verschiedenen Zeitpunkten und in verschiedenen Kliniken stattfinden (Keller, 2010). Diese Unterschiede sind in der nachfolgenden Tabelle zusammengefasst.

Tabelle 1: Pädiatrie versus Erwachsenenmedizin, eigene Darstellung nach Keller (2010) und Oldhafer (2016)

Pädiatrie	Erwachsenenversorgung
Trianguläre Behandlungsbeziehung: Arzt, Kind, Erziehungsberechtigte	Bilaterale Behandlungsbeziehung: Arzt, junger Erwachsener
Mehr Zeit; intensiver Kontakt	Weniger Zeit; distanzierter Kontakt
Multidisziplinäres Team in einer Klinik zu einem Zeitpunkt	Facharzt, verschiedene Disziplinen in unterschiedlichen Settings zu verschiedenen Zeitpunkten
Erfahrung mit pubertätsbedingten Konflikten; Verständnis für Nonadhärenz	Weniger Verständnis für Nonadhärenz; Erfahrung mit Folgekrankheiten

Der entwicklungspsychologische Blickwinkel auf die Transition

Um nachzuvollziehen, warum die Transition von Jugendlichen und jungen Erwachsenen mit chronischer Erkrankung in der Lebensphase der Adoleszenz eine große Herausforderung darstellt, ist es bedeutsam dieses Alter genauer zu betrachten. So müssen zu dieser Zeit verschiedenste Entwicklungsaufgaben gemeistert werden, welche im Folgenden vorgestellt werden. Grundlegend ist der Beginn der Adoleszenz durch den Eintritt in die Pubertät gekennzeichnet und endet mit der Volljährigkeit (Berk, 2011). Genauer definiert ist diese Lebensphase im Kinder und Jugendhilfegesetz (*§7 Begriffsbestimmungen*). So sei Kind, wer noch nicht 14 Jahre alt ist; Jugendlicher, wer 14 bis einschließlich 17 Jahre alt ist und junger Volljähriger, wer 18 aber noch nicht 27 Jahre alt ist (Bundesministeriums der Justiz und für Verbraucherschutz, 2012).

Die Pubertät bringt nicht nur eine Vielzahl von biologischen Veränderungen, sondern auch mehrere Entwicklungsaufgaben mit sich (Lohaus et al., 2010). Dem Konzept des Entwicklungspsychologen Havinghurst (1953) nach, gehören zu diesem Entwicklungsabschnitt vier grundlegende Aufgaben: Diese beziehen sich auf körperliche Veränderungen und die Körperwahrnehmung, die Planung von Lebenszielen sowie des beruflichen Werdegangs, auf kognitive Veränderungen und die Auseinandersetzung mit aktuellen Themen und Problematiken für ein sozial verantwortungsvolles Verhalten sowie auf soziale Veränderungen und die Loslösung vom Elternhaus. Dies ist in der nachfolgenden Abbildung dargestellt.

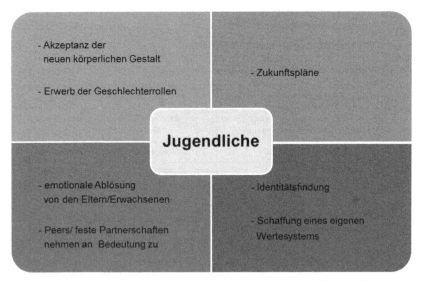

Abbildung 1: Entwicklungsaufgaben im Jugendalter, eigene Darstellung nach Havinghurst (1953)

Somit ist nachzuvollziehen, dass das Erwachsenwerden ohnehin schon eine große Herausforderung und sensible Lebensphase darstellt. Für junge Menschen mit einer chronischen Erkrankung hingegen gestaltet sich dies durch weitere Aufgaben wie die Auseinandersetzung, die Akzeptanz und die Integrität der Erkrankung noch schwieriger (Caflish, 2013). So können die Entwicklungsaufgaben bezüglich der körperlichen Veränderung erschwert sein, da durch die chronische Erkrankung die Pubertät verfrüht oder verzögert einsetzen kann, sodass psychische und physische Entwicklung nicht entsprechend parallel verlaufen. Auch kann die Erkrankung zur Folge haben, dass der eigene Körper aufgrund von Unzulänglichkeiten, Schmerzerfahrungen oder wenig entsprechenden Idealvorstellungen verneint wird. Des Weiteren haben insbesondere lebensverkürzende Diagnosen Auswirkungen auf zukunftsgerichtete Pläne. Auch können die Identitätsfindung und die Auseinandersetzung mit aktuellen Themen von einer chronischen Erkrankung beeinflusst sein. Somit ist für diese Entwicklungsaufgabe ein gesundes Selbstwertgefühl Voraussetzung. Auch das Experimentierverhalten kann mit Wechselwirkungen bezüglich der Erkrankung behaftet sein und so die Therapie nachhaltig beeinflussen. Zudem fehlen Vorbilder an denen sich Jugendliche mit chronischer Erkrankung orientieren können. Nicht zuletzt sind auch die sozialen Veränderungen für viele Betroffene erschwert. So besteht innerhalb der Familie ein größeres Abhängigkeitsverhältnis durch jahrelange Übernahme des Krankheitsmanagements und auch für die Eltern ist es schwierig, sich zurückzuziehen und die jahrelang übernommene Verantwortung an das Kind abzugeben. Zusätzlich kann die Beziehung zu Gleichaltrigen erschwert sein, da nicht selten Verneinung erlebt worden ist oder aber die Angst bestehen kann, aufgrund des Andersseins stigmatisiert zu werden (ebd.).

Auftretende Probleme und Schwachstellen im Rahmen der Transition

Hinsichtlich der Transition gibt es verschiedene Problembereiche und Schwachstellen, die ein geplantes Transitionsvorhaben behindern oder aber auftreten, wenn eine Transitionsmaßnahme erst gar nicht stattfindet. Bleibt eine geregelte Transition aus, so resultieren daraus häufig sogenannte „Lost to follow up"-Fälle (Reisch & Reincke, 2014, S. 36). Dabei handelt es sich um Patienten, die Kontrolluntersuchungen lediglich unregelmäßig oder gar nicht wahrnehmen. Bei einer chronischen Erkrankung liegt oftmals eine eingeschränkte und verspätete psychosoziale Entwicklung vor. Viele Jugendliche schaffen es daher nicht bis zur Volljährigkeit die nötige Eigenverantwortung im Umgang mit ihrer Erkrankung zu entwickeln (Gelbmann & Melter, 2010; Müther et al., 2014). Der kontinuierliche Kontakt zur fachlichen Betreuung geht somit verloren und es kommt zu Therapieabbrüchen und/oder schlechter Adhärenz in der medikamentösen Therapie. Folglich besteht hier ein hohes Risiko für ernste gesundheitliche Komplikationen, was sich darin wiederspiegelt, dass die Patienten meist erst wieder bei einem Arzt vorstellig werden, wenn bereits entsprechende Komplikationen einge-

treten sind (Gelbmann & Melter, 2010; Müther et al., 2014; Reisch & Reincke, 2014). Beispielsweise treten bei Patienten mit Diabetes mellitus ohne geregelte Transition gehäuft
Stoffwechselentgleisungen nach dem Transfer auf. Das Vorkommen von lebensbedrohlichen
Nebennierenkrisen ist bei Patienten mit adrenogenitalem Syndrom im Alter von 20 – 25 Jahren angestiegen (Reisch, Willige und Kohn et al., 2012; zitiert nach Reisch & Reincke, 2014,
S. 37). Auch Kreuzer et al. (2015) sehen im Transfer ein hohes Risiko für schlechte Thera-
pie-Adhärenz und damit einhergehende Komplikationen. So hat sich in ihrer Studie mit nie-
rentransplantierten Jugendlichen die Nierenfunktion bei 20% der Patienten zum Zeitpunkt
der Transfers verschlechtert. Dies hat nicht nur für die Patienten und deren Familien Sorgen
und Belastungen zur Folge, es ist auch mit weiteren Kosten im Gesundheitssystem verbunden. Aus vielen medizinischen Leitlinien geht demnach hervor, dass Komplikationen durch
reguläre Kontrolluntersuchungen und eine hohe Therapieadhärenz vermieden werden können (Müther et al., 2014). In diesem Zusammenhang ist auch die Frage nach dem richtigen
Zeitpunkt der Transitionsbemühungen zu stellen. In der Literatur und bestehenden Transiti-
onsprogrammen bietet das chronologische Alter Orientierung (Müther et al., 2014; Reisch &
Reincke, 2014). Allerdings wird immer auch aufgeführt, dass dies nicht das einzige Kriterium
sein sollte. Der psychosoziale Entwicklungsstand ist hierbei maßgeblich.

Eine weitere mögliche Barriere für eine gelingende Transition kann eine Überbehütung der Jugendlichen auf Seiten der Erziehungsberechtigten oder auch der Pädiater darstellen. Eltern organisieren die Arzttermine und überwachen die Einnahme von Medikamenten
über einen langen Zeitraum, so dass die Jugendlichen die eigenständige Verantwortung für
die Erkrankung nicht richtig entwickeln können (Gelbmann & Melter, 2010; Keller, 2010;
Reisch & Reincke, 2014). Zu Beginn einer chronischen Erkrankung ihres Kindes fühlen sich
Eltern unsicher, hilflos und können die Situation nicht beeinflussen. Im weiteren Verlauf eig-
nen sie sich Strategien an, um Kontrolle über die Erkrankung zu erlangen. Dadurch gewin-
nen sie an Sicherheit und können mögliche auftretende Veränderungen frühzeitig beeinflussen. Diese Ab- und Übergabe der Kontrolle fällt den Eltern schwer. Insbesondere die Zeit der
Pubertät macht ihnen häufig Angst, da sie sich nur eingeschränkt auf die nun zunehmende
Eigenverantwortung des Jugendlichen verlassen können (Bachmann, 2014). Dies ist die
Folge der „jahrelangen Bemühungen der Eltern die Kontrolle über die Erkrankung und die
damit verbundenen Einschränkungen zu erlangen" (ebd., S. 128). Aber auch Pädiater können überprotektiv handeln und die Übergabe der Behandlung zum Mediziner in der Erwachsenenmedizin hinauszögern, weil sie befürchten, dass dieser nicht in der Lage sei, eine
gleichwertige Behandlung zu leisten (Keller, 2010). Ullrich (2016) bezeichnet dies als „pädiatrischen Paternalismus" (S. 19), in dem die Patienten, die nun eigentlich junge Erwachsene
sind, als „alte Jugendliche" (S. 18) behandelt werden, wodurch die weitere Betreuung in der
Pädiatrie begründet wird. Das Betreuungsverhältnis zwischen Pädiater und Patient besteht

häufig über mehrere Jahre hinweg, so dass oft eine enge Bindung zwischen Letzteren besteht. Daraus kann auch das Gefühl resultieren, sich für seinen Patienten verantwortlich zu fühlen oder ihn aufgrund der Transitionsbemühungen zu vernachlässigen (Keller, 2010; Reisch & Reincke, 2014). Auf der anderen Seite kann dieses Gefühl im Zusammenhang mit der Transition auch bei den jeweiligen Patienten und ihren Familien eintreten. Auch hierdurch kann ein Transitionsvorhaben aufgeschoben oder beeinträchtigt werden (Keller, 2010).

Die Bedenken, die die weiterführende Erwachsenenversorgung betreffen, sind nicht gänzlich unbegründet. So bestehen hier einerseits oftmals strukturelle Mängel, andererseits haben die Patienten und ihre Familien Schwierigkeiten sich dem neuen Setting anzupassen. Die strukturellen Mängel liegen unter anderem in den Spezialbetreuungen der Erwachsenenmedizin. Diese sind unzureichend für die Bedürfnisse von jungen Erwachsenen mit chronischen Erkrankungen entwickelt und für die vor einigen Jahren rein pädiatrischen Krankheitsbilder fehlen sowohl die Expertise als auch die Erfahrung (Kapellen & Kiess, 2015). Insbesondere für Patienten mit geistiger- oder Mehrfachbehinderung, die mit Eintritt der Volljährigkeit keine oder nur eingeschränkte Autonomie erlangen, ist die weitere Versorgung problematisch. Diese werden pädiatrisch in Sozialpädiatrischen Zentren betreut, welche für die Erwachsenenversorgung nicht existieren (Müther et al., 2014; Reisch & Reincke, 2014). Hier müssen zukünftig Rahmenbedingungen auf organisatorischer und struktureller Ebene geschaffen und fachliche Standards implementiert werden. Derzeit ergibt sich eine Versorgung, die schlechter ist als die der Normalbevölkerung (Müther et al., 2014).

Neben langen Wartezeiten und häufigen Arztwechseln, welche von den jungen Patienten bemängelt werden (Kapellen & Kiess, 2015; Müther et al., 2014; Reisch & Reincke, 2014), ist das Personal oftmals weniger geschult und unerfahrener bezüglich der Arbeit mit der Zielgruppe der jungen Erwachsenen. Das betrifft neben der Förderung der Autonomie auch den Umgang mit pubertätsbedingten Entwicklungsproblemen auf physischer und psychischer Ebene sowie den begleitenden Umständen der Erkrankung. In diesem Zusammenhang treten Probleme in der Familie auf, die Patienten rebellieren, auch gegen das Behandlungsteam. Hinzu kommt, dass die Jugendlichen sich mit ihrer Therapie ausprobieren und sich im Streben nach Normalität wenig einschränken wollen, was eine Adhärenz erheblich erschweren kann. Folglich wird der behandelnde Arzt nicht selten mit ihm unbekannten Diskussionen über Notwendigkeit oder Änderung der Therapie konfrontiert (Gelbmann & Melter, 2010).

Transition wird allerdings auch nicht in Fort- und Weiterbildungen thematisiert und es mangelt an zusätzlichem Personal in diesem Prozess (Sachverständigenrat zur Begutachtung der Entwicklung im Gesundheitswesen, 2009). Darüber hinaus besteht oft keine adäquate Kommunikation und Koordination zwischen den pädiatrischen und erwachsenenzentrierten Einrichtungen. Die Gründe dafür können in mangelhafter institutioneller, gesundheitspolitischer und finanzieller Unterstützung liegen (Kapellen & Kiess, 2015; Reisch & Reincke, 2014; Sachverständigenrat zur Begutachtung der Entwicklung im Gesundheitswesen, 2009).

Ullrich (2016) bemängelt, dass nach wie vor der Transfer in den Fokus genommen wird, obwohl eigentlich dessen Einbindung in den Transitionsprozess Gegenstand von Debatten sein sollte. Zudem seien viele Transitionsbestrebungen aus der Pädiatrie initiiert, während Initiativen aus der Erwachsenenmedizin rar seien.

Aktuelle Situation in Deutschland

Die Transitionsmedizin steht in Deutschland noch ganz am Anfang und befindet sich im internationalen Vergleich weit im Rückstand. In vielen anderen Ländern sind Transitionsmodelle bereits fest etabliert (Deutsche Gesellschaft für Sozialpädiatrie und Jugendmedizin e.V., 2009; Ganser, 2005), in den USA sogar als politisches Ziel gesetzlich in der Gesundheits-, Sozial- und Bildungspolitik verankert (Kraus de Camargo, 2010). Hierzulande wurde die Versorgungssituation von Jugendlichen mit chronischer Erkrankung in der Zeit des Übergangs vom Sachverständigenrat zur Begutachtung und Entwicklung im Gesundheitswesen als mangelhaft ermessen (2009). Seitens des Gesetzgebers und der Kostenträger fehlt die Anerkennung für Transitionsmedizin. So existiert keine gesetzlich verankerte Struktur, die die Maßnahmen innerhalb des Transitionsprozesses finanzieren. Im Jahr 2012 hat sich aus diesem Grund die Arbeitsgruppe Transition durch die Deutsche Gesellschaft für Kinder- und Jugendmedizin (DGKJ), die Deutsche Gesellschaft für Innere Medizin (DGIM) sowie seit 2013 die Deutsche Gesellschaft für Neurologie (DGN) gegründet. Die AG Transition steht im engen Dialog mit der Deutschen Gesellschaft für Transitionsmedizin (DGfTM) e.V., welche ebenfalls im Jahr 2013 gegründet wurde (Rodeck, 2014). Diese hat neben fachlichem Austausch und Netzwerkbildung sowohl die Entwicklung von Schulungsmaßnahmen und Leitlinien als auch die Betreuung von Forschungsvorhaben und die Erstellung eines Vergütungssystems für Übergangssprechstunden zum Ziel (Deutsche Gesellschaft für Transitionsmedizin, 2016). Inzwischen wurden einige Unterstützungsmaßnahmen für die Betroffenen konzipiert, welche größtenteils nicht flächendeckend und indikationsübergreifend verfügbar sind.

Schulungsprogramme/ Schulungsmaßnahmen/ Initiativen

Durch Schulungsprogramme sollen die Autonomie des Jugendlichen gestärkt und gesundheitsbezogene Kompetenzen gefördert werden. Auch Sicherheit und eine hohe Adhärenz sollen in diesem Rahmen vermittelt werden. Die Maßnahmen finden in einem an die Bedürfnisse von Jugendlichen angepassten Setting unter Einbezug von vielen Freizeitaktivitäten statt. Für einen erfolgreichen Abschluss sollten sie auf freiwilliger Basis erfolgen. Allerdings ist zu beachten, dass Schulungsmaßnahmen nicht von allen Betroffenen genutzt werden. Sie sind zum Teil kontrovers umstritten. Zum einen betrachten manche Eltern sie als Eingriff in ihren erzieherischen Verantwortungsbereich (Oldhafer, 2016). Zum anderen ist die Wirksamkeit solcher Maßnahmen nicht ausreichend wissenschaftlich evaluiert worden (Müther et al., 2014).

In Deutschland gibt es derzeit einige Initiativen und Schulungsprogramme, die Patienten, ihre Eltern und die Behandlungsteams in der Pädiatrie und der Erwachsenenversorgung vernetzen und den Transitionsprozess begleiten. Am weitesten verbreitet ist wohl das Berliner TransitionsProgramm (BTP). Dieses ist ein sektorübergreifendes Strukturprogramm, das Jugendliche mit chronischen Erkrankungen durch ein professionelles Fallmanagement begleitet, und so die Transition in die Erwachsenenmedizin sicherstellt. Es ist das erste seiner Art und dient als Vorlage für ein bundesweit einheitliches Transitionskonzept, das durch eine wachsende Zahl von Krankenversicherungen vergütet wird. Das BTP zeichnet sich insbesondere durch die sog. Transitionssprechstunden aus, die auf den Settingwechsel vorbereiten sollen (Findorff, Müther, Moers, Nolting & Burger, 2016). Damit verbunden ist die ModuS-Patientenschulung, welche sowohl Jugendliche und junge Erwachsene als auch Eltern in modular aufgebauten Schulungsprogrammen und Workshops explizit zum Thema Transition sensibilisiert und vorbereitet (Ernst, 2014). Darüber hinaus existieren Einzelinitiativen von Verbänden oder Kliniken. Bekannt ist das kfH-Transferprogramm *endlich erwachsen* für chronisch nierenkranke Jugendliche, das mehrtägige Freizeitfahrten mit Transitionsworkshops verbindet (KfH Kuratorium für Dialyse und Nierentransplantation e.V., 2013). Aus der Rheumaliga stammt das Projekt *Mein Rheuma wird erwachsen*, innerhalb dessen sog. *Transition Peers* als Ansprechpartner rund um das Thema Transition über digitale Kanäle fungieren (Deutsche Rheuma-Liga Bundesverband e.V., 2017). Die Initiativen sind jedoch nicht flächendeckend und, bis auf das BTP und die ModuS-Patientenschulung, nicht indikationsübergreifend vorhanden.

Finanzierung und Leistungsrecht

Die Transition ist in Deutschland bislang nicht gesetzlich verankert. Dementsprechend ist auch die Finanzierung nicht festgelegt. Innerhalb des Transitionsprozesses finden zusätzliche Leistungen statt, die nicht in der Gebührenordnung für Ärzte (GOÄ) bzw. dem Einheitlichen Bewertungsmaßstab (EBM) geregelt sind. Um die Transition jedoch flächendeckend und auf Dauer sicherstellen zu können, werden gesetzlich festgelegte und in die Regelversorgung integrierte Finanzierungs- und Vertragskonzepte benötigt (Nolting & Schmuker, 2016). Zur Finanzierung müssen die erbrachten Leistungen dem Wirtschaftlichkeitsgebot

(§12 SGB V) entsprechen, das heißt, sie müssen „ausreichend, zweckmäßig und wirtschaftlich sein; sie dürfen das Maß des Notwendigen nicht überschreiten" (§12 SGB V, *Fünftes Buch Sozialgesetzbuch - Gesetzliche Krankenversicherung*).

Bisher wird in Deutschland lediglich das im vorherigen Absatz beschriebene Berliner TransitionsProgramm durch die Krankenkassen finanziert. Im Rahmen der Erprobung ist dies durch Verträge zur integrierten Versorgung nach §140a-d SGB V erfolgt. Jedoch müssen durch eine Gesetzesänderung 2015 Leistungen der Regelversorgung, die durch Leistungen innerhalb der integrierten Versorgung entstehen, durch gesetzliche Leistungen ersetzt werden. Während der Transition ist die medizinische Versorgung allerdings nicht Teil des Transitionsprogrammes und wird als vertragsärztliche Leistung abgerechnet. Mittlerweile erfolgt die Vergütung der Leistungen des Berliner TransitionsProgrammes über „Ergänzende Leistungen zur Rehabilitation" nach §43 SGB V, wonach Schulungsmaßnahmen für Menschen mit Behinderung und chronischen Erkrankungen finanziert werden (Nolting & Schmuker, 2016).

Aus der Erprobung des Berliner TransitionsProgrammes geht hervor, dass Krankenkassen die Finanzierung von Transitionsleistungen grundsätzlich übernehmen. Allerdings stellt der hohe administrative Aufwand für die Krankenkassen hinsichtlich der vergleichsweise geringen Teilnehmerzahlen eine Hürde zum Vertragsabschluss dar. Daher wird die Kostenübernahme meist durch Einzelfallentscheidungen genehmigt (ebd.). Die AG Transition fordert in ihrer Stellungnahme eine Erweiterung des §43 SGB V für definierte Transitionsleistungen, um in diesem Fall die Abhängigkeit von Einzelfallentscheidungen zu lösen (Rodeck, 2014).

2 Ziele und Fragestellungen

Aus der Literatur hinsichtlich der Transitionsthematik geht hervor, dass der eigenverantwortliche Umgang mit der Erkrankung eine große Herausforderung für die Betroffenen darstellt und als eine wichtige Voraussetzung für ein erfolgreiches Transitieren von der Pädiatrie in die Erwachsenenversorgung gesehen wird (Oldhafer, 2016). Des Weiteren wird beschrieben, dass zum Zeitpunkt der Volljährigkeit häufig keine ausreichenden, auf die Transition bezogenen Kompetenzen vorliegen. Dies wird sowohl durch krankheitsbedingte Entwicklungsverzögerungen, als auch durch Überbehütung von Seiten der Eltern sowie Pädiatern begründet (ebd.). Daneben findet die subjektive Bedürfnislage der Betroffenen selbst in der Literatur kaum Berücksichtigung (u.a. Gelbmann & Melter, 2010; Keller, 2010; Kreuzer et al., 2014; Kreuzer et al., 2015; Minden & Niewerth, 2015; Radke, 2015; Reisch & Reincke, 2014; Sachverständigenrat zur Begutachtung der Entwicklung im Gesundheitswesen, 2009).

Folglich ist das Ziel der vorliegenden Arbeit, fehlende notwendige Kompetenzen der Betroffenen in Deutschland zu identifizieren sowie deren Wünsche hinsichtlich der eigenen Transition zu erheben, um eine individuelle, alters- und entwicklungsgerechte Betreuung für die Jugendlichen und jungen Erwachsenen mit chronischer Erkrankung sicher zu stellen. In diesem Zusammenhang sollen auch entwicklungspsychologische Fragestellungen sowie genderspezifische Aspekte Beachtung finden. Des Weiteren soll auf Grundlage der Ergebnisse herausgefiltert werden, wie Programme oder Schulungen als Unterstützungsmaßnahme aus Sicht der Betroffenen gestaltet und wie Gesundheitskompetenzen in diesem Rahmen vermittelt werden können. Konkret ergeben sich daraus folgende Fragestellungen:

- Welche gesundheitsrelevanten Transitionskompetenzen haben Jugendliche und junge Erwachsene mit chronischer Erkrankung?

- Welche Bedürfnisse und Wünsche stellen Jugendliche und junge Erwachsene mit chronischer Erkrankung an die Transition?

© Springer Fachmedien Wiesbaden GmbH, ein Teil von Springer Nature 2019
N. Hubenthal und M. Zimmermann, *Transition von der Pädiatrie in die Erwachsenenversorgung*, Best of Pflege, https://doi.org/10.1007/978-3-658-25237-3_3

3 Methoden und Studiendesign

Die beiden Fragestellungen erfordern unterschiedliche Methoden. So ist für die Beantwortung der Forschungsfrage nach den Gesundheitskompetenzen eine quantitative Datenerhebung und Analyse angewendet worden, da hier ein geschlossenes Bild von der Situation der Jugendlichen zu einem bestimmten Zeitpunkt gegeben werden soll. Für die Frage nach den Wünschen und Bedürfnissen der Jugendlichen und jungen Erwachsenen ist ein qualitatives Design gewählt worden, da mit diesem Ansatz die individuellen und vielseitigen Lebenswelten sowie Empfindungen in der entsprechenden Lebensphase angemessen abgebildet werden können (Fuchs, 1983; zitiert nach Hurrelmann & Quenzel, 2013, S. 103). So ist es möglich die Daten für eine prognostische Aussage heranzuziehen und frühzeitig auf problematische Entwicklungen im Jugendalter hinzuweisen (Hurrelmann & Quenzel, 2013). Durch die Methodenkombination aus quantitativen und qualitativen Datenarten ist es möglich ein umfassendes Bild über den Bedarf für Transition zu erlangen (Hussy, Schreier & Echterhoff, 2013). Hierbei ist die Datenerhebung und –auswertung für beide Methoden simultan verlaufen und gleichgewichtig behandelt worden (ebd.) Daraus haben sich zwei eigenständige Untersuchungen ergeben, dessen Ergebnisse zur Beantwortung der übergeordneten Fragestellung nach dem Bedarf für Transition zusammengeführt werden. Die Methodik verfolgt grundsätzlich einen Mixed-Methods-Ansatz, kann in diesem Zusammenhang jedoch keinem bestimmten Design zugeordnet werden.

3.1 Rekrutierung der Probanden

Die Rekrutierung der Probanden für die Interviews und den Fragebogen ist über direkte mündliche oder schriftliche Ansprache der Betroffenen erfolgt. Zu diesem Zweck wurden Kontakte zu (Selbsthilfe-) Verbänden, Kliniken und Vereinen hergestellt. Es sind dazu Studienaufrufe an Multiplikatoren, Eltern und die Betroffenen verfasst worden (s. Anlagen 4 - 6) sowie ein Flyer für Letztere (s. Anlage 8 + 9). Die Kontaktaufnahme erfolgte im Rahmen von Kongressen oder Tagungen sowie über Email-Ansprache. Die folgende Tabelle zeigt die Einrichtungen, aus welchen Mitwirkende die Gewinnung von Studienteilnehmenden unterstützt haben.

© Springer Fachmedien Wiesbaden GmbH, ein Teil von Springer Nature 2019
N. Hubenthal und M. Zimmermann, *Transition von der Pädiatrie in die Erwachsenenversorgung*, Best of Pflege, https://doi.org/10.1007/978-3-658-25237-3_4

Tabelle 2: Übersicht über die Rekrutierung

Einrichtung
Deutsche Gesellschaft für Sozialpädiatrie und Jugendmedizin e.V.
Diabetes Kids Forum
Elternverband Epilepsie
Epilepsie Zentrum Hamburg Alsterdorf
HSG Bochum
Keks e.v.
Klinikum Bremen Mitte
Kinderklinik Dortmund
Kinderklinik UK Bochum
Kinderklinik UK Essen
Körperwerkstatt Bochum
Mathias-Spital Rheine
MedEcon Ruhr
MSB Medical School Berlin
Mukoviszidose e.V.
Persönliche Kontakte
Rheumaliga e.V.
Uni Witten-Herdecke
Universitätsklinikum Wuppertal ZfKJ und SPZ

3.2 Ethische Überlegungen

Es wurde auf einen Ethikantrag verzichtet. Aus diesem Grund werden im Folgenden ethische Überlegungen über das Forschungsvorhaben erläutert.

Das beschriebene Forschungsvorhaben behandelt das Erleben und Erfassen von Kompetenzen, welche an Jugendlichen und jungen Erwachsenen mit einer chronischen Erkrankung untersucht werden. Dies kann sich aus ethischen Gesichtspunkten nicht neutral verhalten, da Forschung am Menschen immer auch eine Veränderung an diesen hervorruft. Das beinhaltet möglicherweise ethische Risiken, die beachtet werden müssen. Ebenso sind auch im Forschungskontext Menschenwürde und –rechte im Umgang mit Menschen zu berücksichtigen. Darüber hinaus ist es ein Merkmal guter Forschungsqualität, wenn ethische Standards betrachtet werden (Schnell & Heinritz, 2006). Die folgenden Überlegungen orientieren sich an den „Fragen zur ethischen Reflexion" der Deutschen Gesellschaft für Pflegewissenschaft.

Die gewählte Methodik zur Beantwortung der Fragestellungen, welche bereits in Kapitel 3 beschrieben wurde, liefert einen umfangreichen Blick auf die Thematik. Da ausschließlich Probanden mit einer chronischen Erkrankung eingeschlossen werden, handelt es sich hier ohnehin um eine vulnerable Gruppe. Diese ist nochmal besonders zu berücksichtigen, da die eingeschlossene Altersspanne zwischen 12-25 Jahren liegt und sich darunter auch minderjährige Teilnehmende befinden. Minderjährige sind gegenüber Erwachsenen noch nicht vollständig dazu in der Lage sich selbst vor dessen Handlungen zu verteidigen. Sie sind zudem abhängig von diesen und können die Lebenswelt Erwachsener (noch) nicht ausreichend beurteilen. Die Reaktion auf gewisse Ereignisse kann bei Kindern und Jugendlichen äußerst sensibel ausfallen. Dabei muss berücksichtigt werden, dass prägende Ereignisse den größten Teil des Lebens dieser Gruppe beeinflussen (Schweizerische Akademie der Medizinischen Wissenschaften, 2009). Durch die Befragung, insbesondere durch die Interviews, finde eine Auseinandersetzung mit dem Einfluss der Erkrankung auf das eigene Leben – sowohl retrospektiv als auch prospektiv - sowie die Konfrontation mit der Notwendigkeit einer lebenslangen medizinischen Versorgung statt. Dies kann bei den Betroffenen zu einer Retraumatisierung durchlebter Erfahrungen führen oder gegenwärtig Emotionen wie Trauer, Sorgen, Ängste oder Unsicherheiten auslösen. Insbesondere diejenigen Teilnehmenden, welche sich noch in pädiatrischer Betreuung befinden, haben sich möglicherweise noch nicht mit dem Thema Transition auseinandergesetzt und eine Konfrontation damit könnte sie gegebenenfalls verängstigen oder verunsichern. Aus diesem Grund wurden für die Interviews nur Personen ausgewählt, die sich bereits in erwachsenenmedizinischer Versorgung befinden. Alle Teilnehmenden wurden vor Beginn der Befragung darauf hingewiesen, dass diese jederzeit pausiert oder abgebrochen werden kann und keine Erforderlichkeit besteht, jegliche Fragen zu beantworten. Im Falle weiterführenden Gesprächsbedarfs für die Teilnehmenden bestand innerhalb des Projekts die Möglichkeit des Verweises auf die Betreuerin Prof. Dr. Sandra Bachmann, welche langjährige Erfahrung in der pflegerischen Arbeit mit chronisch kranken Kindern und Jugendlichen mitbringt. Zum Schutz dieser sensiblen Gruppe wäre es denkbar gewesen Eltern oder Versorger zu befragen, allerdings sollte die Sichtweise und subjektive Einschätzung der Betroffenen untersucht werden. Somit war es notwendig diese miteinzubeziehen, um möglichst zielgruppengerechte Konsequenzen für die Praxis erhalten zu können. Die Rekrutierung der Probanden ist über (Selbsthilfe-) Verbände und Ambulanzen erfolgt, welche den Studienaufruf über ihre Emailverteiler, Websites oder direkte Ansprache auf das Projekt aufmerksam machten. Die Teilnahme war freiwillig und konnte jederzeit widerrufen werden. Der Aufwand sollte für die Teilnehmenden möglichst gering gehalten werden. So haben die Interviews an einem Ort stattgefunden, den der/ die Teilnehmende frei wählen konnte, mit einer Dauer von ca. 30 Minuten. Das Ausfüllen des Fragebogens hat ca. 5-10 Minuten in Anspruch genommen und ist anonym über das Internet erfolgt. Um Teilnehmende zu rekrutieren erfolgte zusätzlich ein Anreiz zur Teilnahme durch die Verlosung von zwei Amazon-Gutscheinen im Wert von je 20€. Es wurde je ein Gutschein unter den Interviewteilnehmenden und den Teilnehmenden des Fragebogens verlost. Die Teilnahme daran erfolgte auf freiwilliger Basis und das Projekt steht in keinerlei Zusammenhang mit Amazon. Teilnehmende des Fragebogens wurden zum Abschluss dessen nach dem Wunsch auf Teilnahme an der Verlosung gefragt und haben in diesem Fall ihre E-Mail-Adresse angegeben. Bei dieser Frage handelt es sich um einen gesonderten Datensatz, d.h., dass eine angegebene E-Mail-Adresse nicht mit dem zuvor ausgefüllten Fragebogen in Verbindung gebracht werden kann und unabhängig von diesem Datensatz gespeichert wird. Es ist niemandem möglich eine E-Mail-Adresse mit den Daten des Fragebogens zu assoziieren. Aus ethischer Sicht könnte hier das Problem bestehen, dass Teilnehmende nicht im Sinne ihrer eigenen Bestrebungen handeln und zur Teilnahme gezwungen werden (Deutsche Gesellschaft für Psychologie, 2004; Schweizerische Akademie der Medizinischen Wissenschaften, 2009). Jedoch handelt es sich in diesem Fall nicht um „übertriebene oder unverhältnismäßige finanzielle oder anderweitige Anreize" (Deutsche Gesellschaft für Psychologie, 2004, S. 3), sondern entspricht einer der Zielgruppe angemessenen Aufwandsentschädigung. Darüber hinaus kann an dieser Stelle auch der Aspekt von Fairness erwähnt werden. Alle Teilnehmenden stellen sich und ihre Person „zur Verfügung und leisten damit einen Beitrag zur Erzeugung von Wissen, das für andere, eventuell auch für die Gesellschaft, wertvoll ist. Wenn sie für diesen Dienst keine Entschädigung erhalten, ist dies ihnen gegenüber unfair" (Schweizerische Akademie der Medizinischen Wissenschaften, 2009, S. 83).

Der Datenschutz ist für die Teilnehmenden gewährleistet. Alle Daten, die in den Interviews erhoben wurden, wurden verschlüsselt gespeichert und verarbeitet. Sämtliche personenbezogene Daten wurden entfernt oder so verändert, dass sie nicht mehr auf die einzelne Person zurückzuführen sind. Bei Widerruf der Teilnahme wurden sämtliche Daten gelöscht und für die Studie nicht mehr verwendet. Das Ausfüllen der Onlinefragebögen ist anonym erfolgt. Personenbezogen wurden lediglich das Alter, die Postleitzahl und die Diagnose erfragt. Die Fragenbogensoftware hat es ermöglicht, dass auch für die Autorinnen eine personenbezogene Rückverfolgung nicht möglich ist. Generell haben lediglich die Autorinnen Zugriff auf die Daten. Die erhobenen Daten wurden nur im Rahmen dieser Studie verwendet und nicht an Dritte weitergegeben. Dies gilt auch im Falle einer Veröffentlichung der Ergebnisse in Fachzeitschriften.

Vor Beginn der Befragung haben die Teilnehmenden, bei minderjährigen Personen auch deren Erziehungsberechtigten, ein Informationsschreiben über das geplante Vorhaben sowie eine Datenschutzerklärung erhalten. Alle Beteiligten wurden darüber informiert jederzeit Rückfragen auf telefonischem oder elektronischem Weg stellen zu können. Die Befragung hat erst stattgefunden, wenn die Einwilligungserklärung durch die teilnehmende Person und ggf. dessen Erziehungsberechtigten unterschrieben vorlag. Teilnehmende des Onlinefragebogens wurden auf der ersten Seite dessen ebenfalls vor dem Start der Befragung informiert und auf den Datenschutz hingewiesen. Sie wurden zudem darauf hingewiesen, dass sie ihr informiertes Einverständnis für die Teilnahme durch den Start der Onlinebefragung erklären.

4 Gesundheitskompetenzen

Gesundheitskompetenzen sind für das Selbstmanagement der eigenen Erkrankung unabdingbar. Patienten sind nicht mehr nur Empfänger medizinischer Dienstleistungen, sie werden heutzutage als selbstbestimmt und autonom Handelnde für die eigene Gesundheit betrachtet, die aktiv an Prozessen beteiligt sind. Daher müssen sie innerhalb ihrer medizinischen Versorgung eigenständig Entscheidungen treffen und Sachverhalte kritisch hinterfragen (Rudinger, 2015; Thyen et al., 2016). Das gilt insbesondere im erwachsenenmedizinischen Versorgungssetting. Für Kinder und Jugendliche mit einer chronischen Erkrankung ist es daher notwendig im Prozess der Transition individuelle Gesundheits- und Krankheitskompetenzen zu entwickeln, um ihrer Rolle als eigenständiger Patient gerecht zu werden und Orientierung im Gesundheitssystem zu erhalten. Hierbei sind sie auf die professionelle Unterstützung aller am Prozess Beteiligten angewiesen (Dierks & Kaiser, 2016; Thyen et al., 2016).

Laut WHO sind Gesundheitskompetenzen die „the cognitive and social skills which determine the motivation and ability of individuals to gain access to, understand and use information in ways which promote and maintain good health" (World Health Organization, 1998, S. 10). Dies kann sowohl bewusste als auch unbewusste Entscheidungen mit Einfluss auf die Gesundheit beinhalten, die im Alltagsverhalten getroffen werden. Aber auch der Umgang mit krankheitsbezogenen Entscheidungen ist in diesem Zusammenhang relevant (Dierks & Kaiser, 2016). Zum besseren Verständnis wird im Folgenden zunächst kurz der Kompetenzbegriff erläutert und anschließend die Gesundheitskompetenz als Konzept grundlegend dargestellt.

Kompetenzen

Als Kompetenzen werden Fähigkeiten in einem bestimmten Bereich bezeichnet, die eine Person besitzt, um eigenverantwortlich in für sie neuen Settings und Problembereichen zu handeln. Fähigkeiten sind dabei von Eigenschaften abzugrenzen. Sie charakterisieren das Verhältnis zwischen der Person und ihrem Handlungsumfeld und werden erst im eigentlichen Handeln deutlich. Ein Beispiel für eine Fähigkeit ist z.B. Eigenverantwortung. Kompetenzen sind einer Persönlichkeit zugehörig, hier aber nicht als Persönlichkeitseigenschaften anzusehen (Erpenbeck, 2010). Menschen können über verschiedene Kompetenzen verfügen, die das Handeln auf physischer und geistiger Ebene betreffen, sei es im Kontext von Führungsfähigkeiten oder der Fähigkeit, sich selbst reflektieren zu können. Als wichtigste Kompetenzklassen, die auch als Schlüsselkompetenzen bezeichnet werden, lassen sich personale, aktivitäts- und umsetzungsorientierte, fachlich-methodische und sozial-kommunikative Kompetenzen unterscheiden. Da lediglich die Kompetenzen den Bereich „handlungszentrierter Beobachtungsfokus" (Erpenbeck & von Rosenstiel, 2007, S. XXXVI) differenzierend gegenüber „selbstorganisative[n] Handlungs- und Tätigkeitssituationen" (ebd.) erfüllen, kann sowohl durch Persönlichkeitseigenschaften als auch Handlungsfähigkeiten auf Kompetenzen gefolgert werden (Erpenbeck & von Rosenstiel, 2007). Es ist möglich und notwendig Kompetenzen systematisch und spezifisch zu entwickeln und zu trainieren (Erpenbeck, 2010). Diese Kompetenzentwicklung kann kurz-, mittel- oder langfristig erfolgen, erstreckt sich also von einer Tages- bis hin zur Lebensspanne (Erpenbeck & von Rosenstiel, 2007). Dabei gilt grundsätzlich, dass „Individuelle Kompetenzen [...] von Wissen fundiert, durch Werte konstituiert, als Fähigkeiten disponiert, durch Erfahrungen konsolidiert und aufgrund von Willen realisiert" (Erpenbeck, 2010, S. 18) werden.

Gesundheitskompetenz

Das interdisziplinäre Konzept der Gesundheitskompetenz ist sowohl auf wissenschaftlicher als auch auf bildungspolitischer Ebene noch nicht lang bestehend (Abel & Sommerhalder, 2015; Soellner, Huber, Lenartz & Rudinger, 2009). Der im deutschen Sprachgebrauch verwendete Begriff Gesundheitskompetenz leitet sich aus dem englischen „Health Literacy" ab (Soellner et al., 2009). Als Health Literacy wird die gesundheitsbezogene Bildung definiert, also grundlegende Fertigkeiten wie Lesen, Schreiben und Verstehen von Informationen innerhalb eines Gesundheitssystems (Dharmapuri et al., 2015; Okan, Pinheiro, Zamora & Bauer, 2015; Soellner et al., 2009). Sie verdeutlicht eine Kompetenz, die gesellschaftlich vermittelten Charakter auf kultureller, pädagogischer und Bildungsebene hat und wird im angloamerikanischen Raum aus einer eher klinischen Perspektive betrachtet (Soellner et al., 2009). Gesundheitskompetenz hingegen wird im europäischen Raum auf der einen Seite als eine Dimension von Public Health angesehen (Kickbusch, Maag und Saan, 2005; zitiert nach Soellner et al., 2009) auf der anderen Seite auch als „wissensbasierte Kompetenz" (S. 106), welche Wissen für den Alltag sowie Fachwissen beinhaltet (Abel & Bruhin, 2003; zitiert nach Soellner et al., 2009). Die unterschiedlichen Sichtweisen von Health Literacy und Gesundheitskompetenz zeigen eine Entwicklung des Begriffs von der reinen Fähigkeit Gesundheitsinformationen zu lesen und verschriftlichen zu können bis zur „allgemeinen Lebenskompetenz" (Soellner et al., 2009, S. 107), die das Individuum zu gesundheitsbezogenen Verhaltensweisen befähigen, die die eigene Gesundheit positiv beeinflussen (ebd.). Mittlerweile bestehen viele verschiedene Definitionen von Gesundheitskompetenz, die eine Vielzahl an Fähigkeiten beschreiben und den Schwerpunkt auf das Versorgungssystem und die Entscheidungsfähigkeit legen. Zusammengefasst wird Gesundheitskompetenz als Ressource für die eigene Gesundheit, sowohl auf individueller als auch auf soziokultureller Ebene, gesehen, die eine Voraussetzung für gesundheitsbezogenes Handeln und somit die Teilhabe in diesen Handlungsbereichen ermöglicht (Abel & Sommerhalder, 2015). Was die Zielgruppe der Kinder und Jugendlichen betrifft, so werden diese in der Gesundheitskompetenz-

Forschung wenig beachtet. Dies spiegelt sich vor allem im Mangel an Theorien und Konzepten, die an die Alters- und Entwicklungsstufen angepasst sind, sowie der geringen Studienlage wider (Okan et al., 2015; Zamora et al., 2015). Auch Determinanten von Gesundheitskompetenz sind für Kinder und Jugendliche nicht definiert; ebenso stellt sich die Frage, ob und in welchem Ausmaß Gesundheitskompetenz an sich die Gesundheit bestimmt (Okan et al., 2015). Aus diesem Grund hat es sich der HLCA-Forschungsverbund (Health Literacy in Childhood and Adolescence) zur Aufgabe gemacht, Kinder und Jugendliche in der Forschung um Gesundheitskompetenz zu berücksichtigen. In diesem Rahmen wird unter anderem auch die deutsche Übersetzung des Begriffs Gesundheitskompetenz inhaltlich geprüft und eine für Kinder und Jugendliche passende neue Definition beschrieben (Zamora et al., 2015).

Konzepte und Modelle

Die bestehenden Konzepte und Modelle setzen zwar unterschiedlich an, zeigen jedoch inhaltlich gemeinsame Kernstücke, bei denen es sich um die bereits beschriebenen grundlegenden Fertigkeiten (Lesen, Schreiben, Umgang mit Zahlen) sowie die Fähigkeiten kritisch in Entscheidungsprozessen zu handeln oder Wissen zu organisieren, handelt (Soellner et al., 2009). Da das Konzept der Gesundheitskompetenz im Rahmen dieser Arbeit nur oberflächlich vorgestellt werden soll, werden nachfolgend lediglich die Arbeiten von Nutbeam (2000), Kickbusch (2006) und Lenartz, Soellner und Rudinger (2014) aufgeführt. Diese wurden ausgewählt, da sie sowohl wissensbasierte als auch funktionale Komponenten beinhalten und Gesundheitskompetenz nicht nur rein inhaltlich beschrieben wird.

Als Grundlage der Gesundheitskompetenz ist wohl das Stufenmodell von Nutbeam (2000) zu nennen, welches drei Formen von Gesundheitskompetenz unterscheidet: Die funktionale Gesundheitskompetenz, die interaktive Gesundheitskompetenz und die kritische Gesundheitskompetenz. Als Grundhaltung gilt hier, dass Personen mit einer höheren Gesundheitskompetenz in gesundheitsrelevanten Handlungsfeldern autonom entscheiden und diese prägen. Gesundheitskompetenz kann darüber hinaus die Verhaltensweisen einer gesundheitsfördernden Lebensführung bestärken. Die funktionale Gesundheitskompetenz beschreibt das Aneignen von Wissen in Bezug auf Risiken für die Gesundheit sowie die angemessene Inanspruchnahme der medizinischen Versorgungsangebote. Bei der interaktiven Gesundheitskompetenz geht es um die Fähigkeit einer Person Gesundheitswissen interaktiv zu kommunizieren, wie beispielsweise die Kommunikation mit ärztlichem Fachpersonal auf Augenhöhe. Die kritische Gesundheitskompetenz nimmt das Handeln auf aufgeklärter und reflektierter Ebene in den Fokus, was neben der kritischen Handhabung gesundheitsrelevanter Belange auch Selbstkritik und Selbstbewusstsein hinsichtlich der eigenen Lebensführung beinhaltet (Nutbeam, 2000).

Darauf aufbauend beschreibt Kickbusch (2006) fünf Handlungsbereiche mit dazuge-hörigen Handlungen, die für Gesundheitskompetenz von Bedeutung sind: Der erste Hand-lungsbereich *1) persönliche Gesundheit* beinhaltet das Wissen und die Anwendung bezüg-lich gesundheitsrelevanter Grundkenntnisse. Im zweiten Handlungsbereich *2) Systemorien-tierung* wird die Orientierung im Gesundheitssystem sowie das Individuum als proaktiver Pa-tient fokussiert. Das Handlungsfeld *3) Konsumverhalten* beschreibt gesundheitsbezogene Entscheidungsprozesse hinsichtlich des Konsums und der Inanspruchnahme von Dienstleis-tungen. Das Handeln auf Grundlage von Informationen aus dem gesellschaftlichen und poli-tischen Umfeld wird im Handlungsbereich *4) Gesundheitspolitik* abgebildet. Zuletzt be-schreibt Kickbusch im Bereich *5) Arbeitswelt* das gesundheitsbezogene Verhalten im Kontext des Arbeitsplatzes (Kickbusch, 2006; zitiert nach Soellner et al., 2009).

Lenartz, Soellner und Rudinger (2014) beschrieben erstmals ein Strukturmodell, wel-ches auf Grundlage von Expertenbefragungen und systematischer empirischer Modellbil-dung entstanden ist. In diesem werden die Elemente der Gesundheitskompetenz miteinan-der verbunden. Das Strukturmodell geht von *Basisfertigkeiten*, welche grundlegende Kennt-nisse und Fertigkeiten in Bezug auf Gesundheit enthalten, und *weiterentwickelten Fertigkei-ten* aus. Letztere sind zum einen auf perzeptiv-motivationaler Ebene und zum anderen auf handlungsorientierter Ebene von Gesundheitskompetenz gelegen. Auf der *perzeptiv-motivationalen* Ebene handelt es sich um die eigene Wahrnehmung von Gefühlen, Bedürf-nissen und des mentalen Befindens. Sie stellen eine Kernfunktion hinsichtlich der Selbst- und Verhaltensregulation dar und sind damit notwendig für gesundheitsbewusstes Handeln. Die *handlungsorientierte Ebene* bildet die Informationen innerhalb des Gesundheitswesens und die selbstständige sowie kritisch geleitete Handhabung mit diesen ab. Des Weiteren wird hier die Interaktion, nicht nur mit Personal im Gesundheitswesen, sondern auch mit Freun-den oder Familie, als wichtiger Bestandteil des gesundheitsrelevanten Verhaltens beschrie-ben. Das Hauptaugenmerk liegt auch hier auf Selbststeuerung, welche die Elemente der Selbstregulation und der Selbstkontrolle einschließt. Selbstregulation wird benötigt, damit die selbst wahrgenommenen Bedürfnisse auf konkrete Handlungsmöglichkeiten übertragen werden können. Selbstkontrolle befähigt eine Person dazu, der hier ausgewählten Hand-lungsmöglichkeit zielstrebig nachzugehen, auch wenn in diesem Zusammenhang Probleme oder Barrieren auftreten (Lenartz et al., 2014).

Im Zusammenhang mit Selbstmanagement- und Gesundheitskompetenzen ist immer auch Empowerment zu berücksichtigen, welchem insbesondere im Transitionsprozess eine wichtige Rolle zukommt. In diesem Prozess werden die Fähigkeiten des Einzelnen gestärkt und die eigenen Bedürfnisse bestimmt, um Selbstständigkeit und Autonomie zu entwickeln. Hauptsächlich wird sich hierbei an Ressourcen orientiert, um Entwicklungsaufgaben und

Anforderungen im Alltag bewältigen zu können (Thyen et al., 2016). Bravo, Edwards und Barr (2015) beschreiben sechs Indikatoren von Empowerment: Dabei handelt es sich zum einen um 1) Selbstwirksamkeit sowie 2) um das Wissen, die Fähigkeiten und das Bewusstsein über den eigenen Einfluss auf das persönliche Gesundheitsverhalten. Weiterhin spielen sowohl 3) die empfundene Selbstkontrolle über die Gesundheit und die Gesundheitsversorgung als auch 4) der Sinn für die Bedeutung und den Zusammenhang des Gesundheitszustandes eine bedeutende Rolle. Weitere Indikatoren sind 5) Health Literacy und 6) das Gefühl haben, respektiert zu werden. Empowerment und Gesundheitskompetenz beeinflussen sich gegenseitig. So kann durch Gesundheitskompetenz eine Begünstigung von Empowerment stattfinden. Andersrum kann Empowerment eine Steigerung der Gesundheitskompetenz hervorrufen (Abel & Sommerhalder, 2015)

Begriffserläuterungen

In der Literatur über Transition und Kompetenzen werden unterschiedliche Begriffe verwendet. Es ist daher notwendig diese Begriffe kurz zu erläutern und voneinander abzugrenzen. In englischsprachigen Publikationen hat sich der Begriff *transition readiness,* oder kurz *readiness,* etabliert. Mit *transition readiness* ist sowohl die Bereitschaft als auch die Kompetenz eines Jugendlichen oder jungen Erwachsenen mit chronischer Erkrankung im pädiatrischen Versorgungssetting zur Planung, Durchführung und Beendigung des Transitionsprozesses zusammen mit allen an der Versorgung Beteiligten gemeint (Schwartz, Tuchman, Hobbie & Ginsberg, 2011; Telfair, Alexander, Loosier, Alleman-Velez & Simmons, 2004). In der deutschsprachigen Literatur hingegen liegen keine eindeutigen äquivalenten Begriffe vor. So misst auch der hier verwendete Transitionskompetenz-Fragebogen (Herrmann-Garitz, Muehlan, Bomba, Thyen & Schmidt, 2015) die *readiness,* welche hier etwa mit „Transitionsreife" (ebd., S. 3) übersetzt wird. Der Begriff „gesundheitsbezogene Transitionskompetenz" wird lediglich in dieser Publikation benutzt und von den Autoren als „eigenständiges Konstrukt" (ebd., S. 4) des für die Transition notwendigen Wissens und Kompetenzen definiert. Die gesundheitsbezogene Transitionskompetenz stellt somit einen Indikator für die Transitionsreife dar (ebd.). Darüber hinaus betrifft die Transitionskompetenz, im Gegensatz zur Gesundheitskompetenz, ausschließlich die Zielgruppe derjenigen Personen, denen die Transition von der pädiatrischen- in die erwachsenen-zentrierte Versorgung bevorsteht. Sie wird als eine „aufgabenspezifische Erweiterung des Konstrukts der Gesundheitskompetenz" (ebd., S. 4) verstanden, die Aspekte der Orientierung im Gesundheitswesen, eigenständige Lebensweise und Integration in der Gesellschaft beinhaltet (Herrmann-Garitz et al., 2015). Da die Datenerhebung dieser Arbeit mit dem Transitionskompetenz-Fragebogen durchgeführt wurde, werden im Folgenden durchgehend die Begriffe *Transitionskompetenz* und *Transitionsreife* benutzt.

4.1 Literaturanalyse und aktueller Forschungsstand

Das Ziel dieser Literaturrecherche war es, einen Überblick über den Stand der Forschung im Hinblick auf Gesundheitskompetenzen von Kindern und Jugendlichen mit chronischer Erkrankung zu erhalten. Aus diesem Grund wurde eine explorative Literaturrecherche in den Datenbanken Pubmed, CINAHL (über EBSCO Host) und Livivo durchgeführt. Zudem erfolgte eine Handsuche in der Bibliothek. Konkret wurden dabei folgende Fragestellungen an die Literatur gestellt:

- Wie ist die Transitionskompetenz von Kindern und Jugendlichen mit chronischer Erkrankung?
- Welche Parameter beeinflussen die Transitionskompetenz?
- Wie wird die gesundheitsbezogene Transitionskompetenz bei Kindern und Jugendlichen vermittelt?

Bei der Recherche wurde deutsch-, englisch- und französischsprachige Literatur, die zwischen 2010 und 2016 veröffentlicht wurde, berücksichtigt. Die Suche wurde zudem auf die Altersgruppen Jugendliche (13 – 18 Jahre) und junge Erwachsene (19 – 24 Jahre) begrenzt. Es wurden keine bestimmten chronischen Erkrankungen fokussiert, jedoch wurden psychische Erkrankungen aufgrund der Unterschiede in den Versorgungsstrukturen, ausgeschlossen. Abbildung 2 und Tabelle 3 veranschaulichen die Suche in den jeweiligen Datenbanken.

Es wurden insgesamt 15 Publikationen in die Analyse einbezogen. Dabei handelt es sich um Querschnittstudien (n= 8), Journal Artikel (n=1), eine Instrumententwicklung (n=1) multizentrische prospektive quasiexperimentelle Studien (n=1), kontrollierte Interventionsstudien (n= 2), sowie Fachbücher (n=2) aus den USA (n= 9), Deutschland (n=5) und den Niederlanden (n=1). Thematisch werden zudem vor allem Determinanten von Gesundheitskompetenz sowie Einflussgrößen von Unabhängigkeit im Krankheitsmanagement bei Jugendlichen und jungen Erwachsenen mit chronischer Erkrankung fokussiert. Dabei handelt es sich zum Beispiel um Faktoren wie Arzt-Patienten-Kommunikation, Erkrankungsdauer, Alter, soziodemografische oder soziökonomische Faktoren. Darüber hinaus wird das Level der Gesundheitskompetenz der Betroffenen gemessen, aber auch die eigene Sichtweise auf ihre Selbstmanagementkompetenzen erhoben.

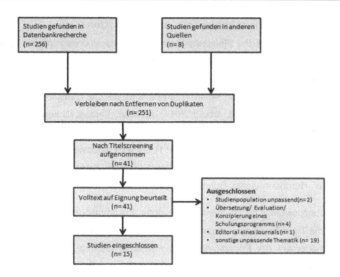

Abbildung 2: Literaturrecherche Transitionskompetenzen

Tabelle 3: Recherche TK in den jeweiligen Datenbanken

Datum	Datenbank	Suchterm	Treffer	Einschluss
20.10.2016	Pubmed	Adolescents, young adult, chronic disease, chronic illness, health literacy, competences, transition readiness	64	2
18.10.2016	CINAHL	adolescents or young adults, chronic disease, transition readiness or health literacy	50	6
18.10.2016	Livivo	Jugendliche, chronisch krank, Gesundheitskompetenz, Transition	1	1
12.10.2016	Pubmed	Adolescents, young adult, chronic disease, chronic illness,competences, health literacy, transitional care, self-management, disease-management	141	2
12.10.2016	Bibliothek hsg	Gesundheitskompetenz, health literacy, Transition	18	4
				Gesamt n= 15

Einflussfaktoren auf Transitionskompetenz und Transitionsreife

In der Literatur werden unterschiedliche Einflussfaktoren auf die Transitionskompetenz bzw. -reife untersucht. Eine große Rolle spielt das Alter als Einflussgröße, da auch hierzulande diskutiert wird, ob der Transfer mit dem 18. Lebensjahr angemessen ist (Oldhafer, 2016). Im Großteil der Studien weist das Alter einen signifikanten Einfluss auf die Transitionsreife auf (Fishman, Ziniel, Adrichem, Fernandes & Arnold, 2014; Javalkar, Fenton, Cohen & Ferris, 2014; Javalkar et al., 2016; Patel, Ferris & Rak, 2016; Sawicki, Kelemen & Weitzman, 2014; van Staa, van der Stege, Jedeloo, Moll & Hilberink, 2011). Es wird allerdings auch berichtet, dass das Alter die Transitionskompetenz nicht beeinflusst (Fenton, Ferris, Ko, Javalkar & Hooper, 2015; Schmidt, Herrmann-Garitz, Bomba & Thyen, 2016).

Ein positiver Einflussfaktor ist die Familie. Ein guter Zusammenhalt in der Familie wirkt sich positiv auf die Transitionskompetenzen aus (Fenton et al., 2015). Auch die Ermutigung zum Selbstmanagement der Erkrankung durch Familienangehörige oder emotional nahestehende Personen ist höher als durch Personen aus dem Behandlungsteam (Syverson, McCarter, He, D'Angelo & Tuchman, 2016). Als ebenso positiv zeigt sich der Einsatz von Therapieplänen: Patienten, die einen Therapieplan erhielten, wiesen vergleichsweise deutlich weniger ambulante und stationäre Behandlungen sowie Notfallaufnahmen auf (Javalkar et al., 2014). Das unterstreichen auch Fenton et al. (2015) die vermehrte Notfallaufnahmen und eine geringe Therapieadhärenz mit einer geringen Transitionsreife in Verbindung bringen. Auch eine gute Beziehung zwischen Arzt und Patient zeigt positiven Einfluss. So steigert sich immerhin die Beteiligung am Behandlungsprozess seitens des Jugendlichen (Plevinsky, Gumidyala & Fishman, 2015). Darüber hinaus werden sozioökonomische Faktoren in der Literatur mit der Transitionskompetenz in Verbindung gebracht. So wurde eine deutlich höhere Transitionskompetenzen bei Jugendlichen gemessen, die aus Regionen stammen, in denen das durchschnittliche Einkommen, die Anzahl der Frauen in der Population sowie das Beherrschen der Amtssprache höher sind (Javalkar et al., 2016).

Eine niedrige Transitionskompetenz bzw. –reife wird in der Literatur zum einen mit hohen Fehlzeiten im Beruf oder in der Schule sowie mit der Sichtbarkeit der Erkrankung assoziiert (van Staa, van der Stege, et al., 2011). Fenton et al. (2015) berichten hingegen, dass sowohl die Schwere der Erkrankung als auch das Leidenslevel keinen Einfluss auf die Transitionsreife haben. Des Weiteren sind die subjektive Haltung zum Thema Transition und das Level der Selbstständigkeit beim Ausführen der Aufgaben rund um die Erkrankung im Alltag große Einflussfaktoren auf die Transitionskompetenz (van Staa, van der Stege, et al., 2011). Betrachtet man hier den Faktor Diagnosezeitpunkt, so zeigt sich, dass je früher die Diagnose gestellt wurde, desto weniger sind die Patienten in Entscheidungen und ihr Krankheitsmanagement involviert (Plevinsky et al., 2015)

Unterstützung in der Transitionsphase

Es geht aus der Literatur eindeutig hervor, dass Jugendliche während der Transitionsphase sowie im Zuge des Kompetenzerwerbs Unterstützung benötigen. Hier werden am häufigsten Patientenschulungen empfohlen (Ferris et al., 2015; Fishman et al., 2014; Schmidt et al., 2016; Syverson et al., 2016).

Es konnte gezeigt werden, dass eine Patientenschulung, vor allem in Bezug auf Transitionskompetenzen, positive Effekte erzielt. Das gilt insbesondere für die Zeit während des Transitionsprozesses. Allerdings beeinflusst eine solche Schulung nicht die Selbst-Aktivierung des Patienten, welche eine grundlegende Voraussetzung ist, überhaupt motiviert und fähig für eine aktive Beteiligung an der eigenen Behandlung zu sein (Schmidt et al., 2016). Wichtig scheinen hier aber vor allem formale und strukturierte Schulungsprogramme zu sein. In einer Studie von Ferris et al. (2015) wurde das klinische Personal für die Notwendigkeit von Gesundheitskompetenzen für die Transition sensibilisiert, um dadurch die Patienten informell schulen zu können. Dies hatte jedoch keinen Einfluss auf die Transitionskompetenz der Jugendlichen.

Über Schulungen hinaus wird die hohe Bedeutung von *Guidance* in der Transition betont. Die Jugendlichen und jungen Erwachsenen benötigen eine Art Mentor, einen festen Ansprechpartner, der sie an die Hand nimmt (Ferris et al., 2015; Syverson et al., 2016). Diese Art der Unterstützung geht mit hoher Selbstständigkeit einher. So bewerten Betroffene, die durch die Transition geführt wurden, ihre Transitionsreife und ihr Vertrauen in eine erfolgreiche Transition signifikant höher (Syverson et al., 2016).

Transitionskompetenz- und reife

Die Jugendlichen haben grundlegend ein Bewusstsein über die Chronifizierung ihrer Erkrankung und ihnen ist das Selbstmanagement dieser wichtig (Applebaum, Lawson & von Scheven, 2013). Die Scores für die Selbstmanagement-Skills fallen bei den Jugendlichen jedoch in einigen Bereichen niedrig aus. Dies zeigt sich insbesondere bei der Dokumentation des Erkrankungsverlaufs, dem Wissen über den Versicherungsstatus und der Finanzierung von Leistungen, dem eigenständigen Vereinbaren von Arztterminen oder dem Anfordern neuer Rezepte sowie dem Wissen über Veränderungen, die sich zukünftig in der medizinischen Versorgung ergeben werden (Applebaum et al., 2013; Fishman et al., 2014; Sawicki et al., 2014). Vor allem organisatorische Aufgaben in Bezug auf Krankenkassen oder Rehamaßnahmen (Thyen et al., 2016) werden von den Jugendlichen an die Eltern abgegeben. Dies betrifft ebenso das Sammeln von Dokumenten über den Krankheitsverlauf; Jugendliche nannten hier, zu faul für solche Aufgaben zu sein (Applebaum et al., 2013).

Bereiche, in denen die Betroffenen eine hohe Selbstständigkeit zeigten, betreffen die Medikamenteneinnahme, das Notfallmanagement, die Kommunikation mit dem Behandlungsteam sowie das Wissen über ihre Erkrankung (Applebaum et al., 2013; Sawicki et al., 2014).Wenn Medikamente nicht eingenommen werden, so liegt dies meist an der hohen Anzahl der einzunehmenden Medikamente und daran, dass die Einnahme insbesondere vor Gleichaltrigen als unangenehm empfunden wird (Applebaum et al., 2013).

Über den Zusammenhang zwischen dem Geschlecht und dem Level der Transitionskompetenz und - reife können keine eindeutigen Aussagen getroffen werden. So liegen in dieser Literaturanalyse Ergebnisse vor, bei denen Mädchen höhere Scores als Jungs erreichten (Sawicki et al., 2014) und Jungs höhere Scores als Mädchen (van Staa, van der Stege, et al., 2011). Es wird jedoch auch berichtet, dass das Geschlecht keine Rolle spiele (Patel et al., 2016). Im Hinblick auf die Selbsteinschätzung ihrer Transitionskompetenzen überschätzen Jugendliche häufig ihre Fähigkeiten, wohingegen ihre Eltern sie eher unterschätzen. Der Zusammenhang zwischen der Selbsteinschätzung und der tatsächlichen Transitionsreife ist unklar, aber ein wichtiger Aspekt in der Transitionsphase (Sawicki et al., 2014).

Bezüglich notwendiger Informationen, die die Erkrankung und dessen Management betreffen, erhalten Jugendliche diese meist von ihren Ärzten oder anderen Berufsgruppen, die an ihrer Behandlung beteiligt sind (Applebaum et al., 2013) sowie von ihren Eltern (Sawicki et al., 2014). Das Internet wird nur selten und mit Misstrauen genutzt, eine Ausnahme ist hier die Empfehlung von Webseiten durch ärztliches Personal (Applebaum et al., 2013; Sawicki et al., 2014).

Ferris et al. (2015) sehen als entscheidende Faktoren für ein erfolgreiches Selbstmanagement das Selbst-Monitoring, eine hohe Therapieadhärenz und Selbst-Anwaltschaft. Dementsprechend empfehlen sie ein Selbstmanagement-Training ab dem 12. Lebensjahr. Ab diesem Zeitpunkt sollten die Jugendlichen in Entscheidungen einbezogen werden, zu jedem Arzttermin Fragen mitbringen und ermutigt werden, ohne ihre Eltern in die Sprechstunde zu kommen (ebd.). Dies empfehlen auch van Staa, van der Stege, et al. (2011) die zusätzlich empfehlen, das Thema Transition frühzeitig und wiederholt zu thematisieren, da sich dies ebenfalls positiv auf die Transitionsreife auswirke. Vor diesem Hintergrund sollte ein Assessment der Transitionskompetenz und -reife frühzeitig und regelmäßig stattfinden (Ferris et al., 2015; Patel et al., 2016; van Staa, van der Stege, et al., 2011).

Vorbereitung auf die Transition

Transition wird in der ärztlichen Sprechstunde häufig nicht thematisiert (Sawicki et al., 2014; van Staa, van der Stege, et al., 2011). Zudem haben die Jugendlichen über die Abläufe im erwachsenenmedizinischen Setting nur unklare Vorstellungen (Thyen et al., 2016), demnach blicken sie dem Transfer eher besorgt entgegen (van Staa, van der Stege, et al., 2011). Diejenigen Patienten, die mit ihrem Behandlungsteam noch nicht über das Thema Transition gesprochen hatten bewerteten die Wichtigkeit dessen signifikant geringer (Syverson et al., 2016; van Staa, van der Stege, et al., 2011). Im Allgemeinen sind die Meisten jedoch der Meinung, dass Transition wichtig ist (Sawicki et al., 2014; Syverson et al., 2016; van Staa, van der Stege, et al., 2011).

4.1.1 Forschungsfragen und Hypothesen

Die Arbeit untersucht die gesundheitsbezogene Transitionskompetenz von Jugendlichen und jungen Erwachsenen mit chronischer Erkrankung. Die Evidenz ist hier nicht immer ausreichend. Demnach wurde ein höheres Alter in einigen Studien mit einer höheren Gesundheitskompetenz in Verbindung gebracht; in anderen Studien hatte das Alter wiederum keinen Einfluss. Bezüglich des Diagnosezeitpunkts existiert lediglich eine Studie, welche allerdings den Einfluss auf die Beteiligung an Therapieentscheidungen untersuchte. Studien zum Einfluss des Versorgungssettings auf die Gesundheitskompetenz finden sich nicht in der Literatur. Folglich werden in dieser Arbeit ungerichtete Hypothesen aufgestellt. So soll im Rahmen der Fragestellung überprüft werden, ob die Variablen Diagnosezeitpunkt, Alter und Versorgungssetting einen Einfluss auf die Gesundheitskompetenz der Jugendlichen und jungen Erwachsenen haben. Für die Variable Diagnosezeitpunkt gilt:

- Der Diagnosezeitpunkt einer chronischen Erkrankung bei Jugendlichen und jungen Erwachsenen hat keinen Einfluss auf die Gesundheitskompetenz und

- der Diagnosezeitpunkt von Jugendlichen und jungen Erwachsenen mit chronischer Erkrankung beeinflusst die Gesundheitskompetenz

  bei einem α-Niveau von 5%.

Für den Einfluss der Variable Alter auf die Gesundheitskompetenz wird folgende Annahme untersucht:

- Das Alter von Jugendlichen und jungen Erwachsenen mit chronischer Erkrankung hat keinen Einfluss auf die Gesundheitskompetenz und

- das Alter von Jugendlichen und jungen Erwachsenen mit chronischer Erkrankung beeinflusst die Gesundheitskompetenz

  bei einem α-Niveau von 5%.

Darüber hinaus wird potentiellen Unterschieden zwischen der Gesundheitskompetenz der Patienten in den verschiedenen Settings, Pädiatrie und Erwachsenenmedizin, nachgegangen. Dabei gilt:

- Die mittlere Gesundheitskompetenz von pädiatrischen Patienten unterscheidet sich nicht von der mittleren Gesundheitskompetenz von Patienten in erwachsenenmedizinischer Betreuung und

- die mittlere Gesundheitskompetenz von pädiatrischen Patienten zeigt Unterschiede zur mittleren Gesundheitskompetenz von Patienten in erwachsenenmedizinischer Betreuung

bei einem α-Niveau von 5%.

4.2 Methodik

Da es sich bei der Messung der Gesundheitskompetenz um eine Fähigkeit handelt, welche der Selbstauskunft der Betroffenen bedarf, wurde ein Fragebogen für die Art der Datenerhebung ausgewählt (Bortz & Döring, 2015). Aus Gründen der Praktikabilität und um möglichst viele potenzielle Teilnehmenden der Zielgruppe zu erreichen, hat sich ein Onlinefragebogen als sinnvoll erwiesen. Mittels des Fragebogens sollte die gesundheitsrelevante Transitionskompetenz der betroffenen Jugendlichen und jungen Erwachsenen gemessen werden. Dies sollte hinsichtlich der Transition sowohl prospektiv als auch retrospektiv geschehen, um auch die verschiedenen Versorgungssettings in die Analyse einfließen zu lassen. In der ursprünglichen Planung sollte ein Fragebogen zur Messung der Gesundheitskompetenz auf Grundlage der Literatur entwickelt werden. Innerhalb der Literaturrecherche hat sich jedoch ergeben, dass der bereits validierte Transitionskompetenz-Fragebogen der Universität Greifswald vorliegt (Herrmann-Garitz et al., 2015). Die Verwendung dieses Instruments wurde somit der eigenen Entwicklung vorgezogen. Das Original-Instrument wurde mit der Genehmigung der Autoren verwendet (s. Anhang 2).

4.2.1 Datenerhebung

Bei dem Transitionskompetenz-Fragebogen handelt es sich um ein Selbstbeurteilungsinstrument. Dieses wurde 2015 veröffentlicht und innerhalb einer Pilotstudie mit $N = 323$ Jugendlichen mit Diabetes mellitus Typ I, Chronisch-entzündlichen Darmerkrankungen oder Cystischer Fibrose getestet und validiert. Das Durchschnittsalter der Stichprobe betrug 16.8

Jahre und die Teilnehmenden wurden sowohl in der Pädiatrie als auch in der Erwachsenen-medizin betreut. Insgesamt umfasst das Instrument 10 Items, die sich aus drei Subskalen „Arbeitswelt" (mit 3 Items), „Krankheitsbezogenes Wissen" (mit 3 Items) und „Versorgungs-kompetenz" (mit 4 Items) zusammensetzen (Herrmann-Garitz et al., 2015).

Im Onlinefragebogen werden neben der Erfassung der transitionsrelevanten Ge-sundheitskompetenz auch personenbezogene Daten erfasst. Dabei handelt es sich um die Variablen Geschlecht, Alter, Wohnort, Diagnose, Diagnosezeitpunkt, aktuelles Versorgungs-setting (Pädiatrie oder Erwachsenenmedizin) und ggf. der Zeitpunkt des Arztwechsels. Die personenbezogenen Daten werden erfasst, um die Ergebnisse zwischen Altersgruppen, Ge-schlecht, Versorgungssettings und Krankheitsbildern, auch regional, zu vergleichen. Der Onlinefragebogen wurde mit der Software SoSci Survey erstellt. Während der gesamten Befragung erfolgte kein Antwortzwang. Jede einzelne Frage konnte ohne das Anklicken ei-ner Antwort abgeschlossen werden, es erschien lediglich ein Hinweis darauf, dass keine Antwort gegeben wurde. Dies erfolgte zum einen aus ethischen Gründen und Wahrung der freiwilligen Teilnahme (Schnell & Heinritz, 2006), zum anderen auch, um ehrliche Antworten zu erhalten.

Zur Rekrutierung der Teilnehmenden wurde der Link zum Fragebogen über verschie-dene Hochschulverteiler sowie Verteiler von Selbsthilfeverbänden verschickt. Darüber hinaus wurden Flyer in pädiatrischen Kliniken und auf pflegewissenschaftlichen und medizinischen Kongressen verteilt (s. Tabelle 2).

4.2.2 Stichprobe

In die Datenerhebung wurden Personen eingeschlossen, die, wie bei der Pilotstudie zum Transitionskompetenz-Fragebogen (Herrmann-Garitz et al., 2015), zwischen 12-25 Jahre alt sind. Diese befinden sich sowohl in pädiatrischer- als auch in erwachsenenmedizinischer Versorgung. Bei den Probanden, welche erwachsenenmedizinisch betreut werden, muss die Erkrankung zuvor pädiatrisch behandelt worden sein. Ein weiteres Einschlusskriterium ist das Vorliegen einer chronischen Erkrankung. Hier werden keine speziellen Erkrankungen definiert, da in der Literatur beschrieben wird, dass unabhängig vom Krankheitsbild diesel-ben Probleme auftreten (van Staa, van der Stege, et al., 2011). Allerdings werden, aufgrund der unterschiedlichen Versorgungsstrukturen, Patienten mit psychischen Erkrankungen aus-geschlossen sowie nicht selbständig auskunftsfähige Patienten der in Kapitel 1 beschriebe-nen Patientengruppe 3 (Müther et al., 2014). Darüber hinaus wurden Probanden ausgeschlossen, welche sich außerhalb der definierten Altersspanne befinden oder niemals pädiatrisch betreut wurden.

4.2.3 Datenanalyse

Die statistische Analyse der Daten erfolgte mit IBM® SPSS® Statistics 22.0 und Microsoft Excel 2010. Dazu wurden die Daten kodiert (s. digitaler Datenträger). Die Variable „Diagnosezeitpunkt" wurde entsprechend der vergangenen Jahre seit Diagnosestellung in vier Cluster eingeteilt (1-5, 6-10, 11-15, 16-20 Jahre). Zur deskriptiven Analyse sowohl der soziodemographischen Daten als auch des Transitionskompetenz-Fragebogens erfolgte die Berechnung der Häufigkeiten, des Mittelwerts, Medians und Interquartilabstands sowie der Standardabweichung und Spannweite. Die Likert-Skala des Transitionskompetenz-Fragebogens wurde darüber hinaus mit Zahlen kodiert (1= stimmt nicht, 2= stimmt kaum, 3= stimmt eher, 4= stimmt genau). Hier wurde für einen besseren Vergleich der Transitionskompetenz für jede Subskala ein Mittelwertindex gebildet. Um den Einfluss von Alter und Diagnosezeitpunkt auf die Transitionskompetenz zu ermitteln wurde die Spearman-Korrelation berechnet. Für die Einflussgröße Versorgungssetting wurde für jede Subskala der Mann-Whitney-*U*-Test zum Vergleich der zentralen Tendenzen bei unabhängigen Stichproben zwischen Pädiatrie und Erwachsenenmedizin berechnet.

4.3 Ergebnisse

Insgesamt wurden 78 Fragebögen ausgefüllt, davon wurden 47 beendet. Abbildung 3 zeigt eine Übersicht über den Ausstieg. Von den vollständig ausgefüllten Fragebögen mussten neun Fälle ausgeschlossen werden, da sie die Einschlusskriterien nicht erfüllten. In drei Fällen wurde keine der Fragen beantwortet, in einem Fall lag das Alter außerhalb der in den Einschlusskriterien definierten Grenze und in fünf Fällen hat niemals eine Betreuung im pädiatrischen Setting stattgefunden. Somit wurden die Daten aus $N = 38$ Fragebögen ausgewertet. Bei den Variablen Alter, Diagnose und Versorgungssetting machte jeweils ein Fall keine Angabe und beim Wohnort wurde zweimal eine falsche Postleitzahl angegeben.

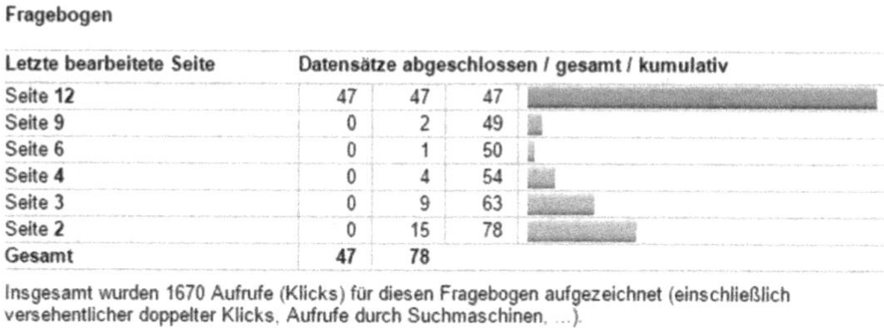

Fragebogen

Letzte bearbeitete Seite	Datensätze abgeschlossen / gesamt / kumulativ		
Seite 12	47	47	47
Seite 9	0	2	49
Seite 6	0	1	50
Seite 4	0	4	54
Seite 3	0	9	63
Seite 2	0	15	78
Gesamt	47	78	

Insgesamt wurden 1670 Aufrufe (Klicks) für diesen Fragebogen aufgezeichnet (einschließlich versehentlicher doppelter Klicks, Aufrufe durch Suchmaschinen, ...).

Abbildung 3: Einzelstatistik zu Ausstiegsseiten

4.3.1 Soziodemographische Daten

Unter den 38 Teilnehmenden liegt das Durchschnittsalter bei 20.97 Jahren bei einer Spannweite von 14-25 Jahren (n = 37; SD = 3.05). Es nahmen insgesamt 36 weibliche und zwei männliche Personen an der Befragung teil. Der Wohnort verteilt sich auf die Bundesländer Niedersachsen (n = 6), Bremen (n = 1), Hessen (n = 2) und Nordrhein-Westfalen (n = 27); hier insbesondere auf die Metropolregion Rhein-Ruhr sowie das Münsterland. Die unterschiedlichen Häufigkeiten gründen sich auf die vornehmliche Rekrutierung in NRW.

Die Diagnosen der Befragten sind vielfältig ausgeprägt (siehe Tabelle 8). Der Diagnosezeitpunkt liegt im Mittel 16.24 Jahre zurück (SD = 5.92). Der Großteil der Personen hat die Diagnose bereits länger als 5 Jahre (6-10 Jahre, n = 12; 11-15 Jahre, n = 10; 16-20 Jahre, n = 11); nur fünf Personen haben eine Erkrankungsdauer von 1-5 Jahren. Insgesamt befinden sich 27 Personen in einem erwachsenenmedizinischen Versorgungssetting; zehn Personen werden pädiatrisch betreut. Der Wechsel von der pädiatrischen- in die erwachsenenzentrierte Versorgung fand bei den meisten Teilnehmenden mit dem 18. Lebensjahr statt (n = 12, M = 17.63, SD = 1.212) (s. Tab. 7).

4.3.2 Transitionskompetenz

Nahezu jedes der 10 Items des Transitionskompetenz-Fragebogens wurde von allen 38 Teilnehmenden beantwortet. Lediglich das letzte Item „Ich fühle mich auf den Übergang in die Erwachsenenmedizin gut vorbereitet" wurde von einer Person nicht beantwortet. Nachfolgend werden die Ergebnisse des Transitionskompetenz-Fragebogens gemäß der drei Subskalen „Arbeitswelt", „Krankheitsbezogenes Wissen" und „Versorgungskompetenz" beschrieben. Auf diesen können jeweils Werte von 1 (geringe Kompetenz) bis 4 (hohe Kompetenz) erreicht werden.

Arbeitswelt

In der Subskala „Arbeitswelt" weisen die Befragten zusammengefasst eine sehr gute Kompetenz auf (M =.3.47). So kennt der Großteil die Besonderheiten, die aufgrund der Erkrankung bei der Berufswahl (97.4%, n = 37, M = 3.71, SD = .515) sowie beim Wohnen außerhalb des Elternhauses (94.8%, n = 36, M = 3.03, SD = .574) beachtet werden müssen. Keiner der Personen beantwortete diese Fragen mit „stimmt nicht". Etwa die Hälfte weiß genau (47.4%, n = 18) oder eher (18.4%, n = 7), was dem Arbeitgeber über die Erkrankung mitzuteilen ist (M = 3.68, SD = 1.078). 34.2% der Jugendlichen und jungen Erwachsenen wissen dies kaum (23.7%, n = 9) oder nicht (10.5%, n = 4).

Krankheitsbezogenes Wissen

Auch die Ergebnisse der Subskala „krankheitsbezogenes Wissen" deuten auf eine gute gesundheitsbezogene Transitionskompetenz der Teilnehmenden hin (M = 3.56). Nahezu alle Befragten wissen genau (71.1%, n = 27) oder eher (23.7%, n = 9), wie im Notfall zu handeln ist (M = 3.63, SD = .675) und wie Alkohol, Nikotin und Drogen die Erkrankung beeinflussen (M = 3.63, SD = .675). Die Mehrheit gibt darüber hinaus an, genau (55.3%, n = 21) oder eher (34.2%, n = 13) zu wissen, was aufgrund der Erkrankung bezüglich Sexualität und Verhütung sowie Kinderwunsch, Schwangerschaft und Vererbung zu beachten ist (M = 3.42, SD = .758).

Versorgungskompetenz

Im Vergleich zu den anderen Subskalen fallen die Ergebnisse der Subskala „Versorgungskompetenz" etwas schlechter aus (M = 2,81). Die Mehrheit kennt die Unterschiede zwischen dem pädiatrischen- und dem erwachsenenmedizinischen Versorgungssetting eher oder genau (je 36.8%, n = 14). Etwa ein Viertel geben an, diese kaum (21.1%, n = 8) oder nicht (5.3%, n = 2) zu kennen (M = 3.05, SD = .899). Im Hinblick auf den Status und die Leistungen der Krankenkasse wissen 21.1% (n = 8) genau und die Hälfte (n = 19) eher darüber Bescheid. Ein Viertel der Teilnehmenden gibt an, den Versicherungsstatus sowie die Finanzierung der Leistungen der Krankenkasse kaum (26.3%, n = 10) oder nicht (2.6%, n = 1) zu kennen (M = 2.89, SD = .764). Bezüglich des Übergangs von der Pädiatrie in die Erwachsenenmedizin bestehen vage Kompetenzen (M = 2.68, SD = .989). So stimmt etwas mehr als die Hälfte eher (34.2%, n = 13) oder genau (23.7%, n = 9) zu, sich mit dem Thema Transition auseinandergesetzt zu haben. Knapp weniger als die Hälfte stimmt dem kaum (28.9%, n = 11) oder nicht (13.2%, n = 5) zu. Ähnlich verhält es sich mit der Vorbereitung des Übergangs von der Pädiatrie in die Erwachsenenmedizin (n = 37, M = 2.62, SD = .893). Etwa die Hälfte der Befragten stimmt dem Gefühl, gut auf den Übergang vorbereitet zu sein, eher (39.5%, n = 15) oder genau (15.8%, n = 6) zu. Etwas weniger als die Hälfte tut dies kaum (31.6%, n = 12) oder nicht (10.5%, n = 4). Eine Person hat die Frage nicht beantwortet.

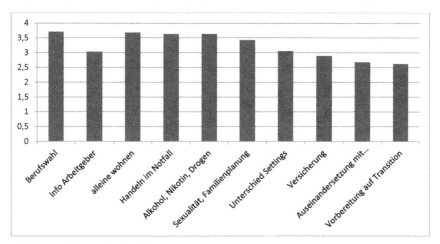

Abbildung 4: arithmetische Mittel der Items

4.3.3 Einfluss auf die Transitionskompetenz

Nachfolgend werden diejenigen Parameter, von denen vermutet wird, dass sie die Transitionskompetenz beeinflussen, näher betrachtet. Dabei handelt es sich um das Alter, die Dauer der Erkrankung und das Versorgungssetting. Die Ergebnisse sind in den Tabellen 4, 5 und 6 dargestellt.

Einflussgröße Diagnosezeitpunkt

Der Zeitpunkt der Diagnosestellung beeinflusst die Transitionskompetenz im Bereich der Arbeitswelt nicht (M = 3.47, SD = .384, rs = .031, p > .05). Dahingegen steigen die Kompetenzen in Bezug auf das krankheitsbezogene Wissen signifikant, je länger die Diagnose besteht (M = 3.56, SD = .121, rs = .333*, p < .05). Ebenso liegt mit länger bestehender Erkrankung eine signifikant höhere Versorgungskompetenz vor (M = 2.81, SD = .197, rs = .319 p = .05).

Einflussgröße Alter

Das Alter hat im Hinblick auf die Arbeitswelt keinen Einfluss auf die Transitionskompetenz (M = 3.47, SD = .384, rs = -.042, p > .05). Die anderen Kompetenzbereiche werden hingegen leicht vom Alter beeinflusst. So besteht eine höhere Kompetenz hinsichtlich des krankheitsbezogenen Wissens, je jünger die Betroffenen sind. Dieses Ergebnis ist jedoch nicht statis-

tisch signifikant (M = 3.56, SD = .121, rs = -.087, p > .05). Die Versorgungskompetenz steigt
bei jüngerem Alter allerdings signifikant an (M = 2.81, SD = .197, rs = -.336*, p < .05).

Tabelle 4: Einfluss von Diagnosezeitpunkt und Alter auf die Transitionskompetenz

Diagnosezeitpunkt	M (SD)	rs	p
Arbeitswelt	3,47 (0,384)	,031	,853
Krankheitsbezogenes Wissen	3,56 (0,121)	,333*	,041
Versorgungskompetenz	2,81 (0,197)	,319	,051
Alter	**M (SD)**	**rs**	**p**
Arbeitswelt	3,47 (0,384)	-,042	,806
Krankheitsbezogenes Wissen	3,56 (0,121)	-,087	,607
Versorgungskompetenz	2,81 (0,197)	-,336*	,042

Einflussgröße Versorgungssetting

Bezüglich der Kompetenz im Bereich des krankheitsbezogenen Wissens liegen keine Unterschiede zwischen den Teilnehmenden aus dem pädiatrischen- und dem erwachsenenmedizinischen Versorgungssetting vor. Demgegenüber fallen geringe Kompetenzunterschiede
hinsichtlich der Berufswelt und der Versorgungskompetenz auf, bei denen Patienten, die in
der Erwachsenenmedizin betreut werden, eine höhere Kompetenz aufweisen. Diese Ergebnisse sind statistisch jedoch nicht signifikant (s. Tabelle 5).

Tabelle 5: Vergleich der Kompetenzen zwischen dem pädiatrischen- und erwachsenenmedizinischen Versorgungssetting

Erwachsenen-medizin (n=27)	M (SD) [95%CI)	Md (IQA)
Berufswelt	3,52 (0,45) [3,36; 3,72]	3,67 (3,33; 4,00)
Krankheitsbezogenes Wissen	3,57 (0,54) [3,36; 3,78]	3,67 (3,33; 4,00)
Versorgungskompetenz	2,91 (0,63) [2,66; 3,16]	2,75 (2,5; 3,5)
Pädiatrie (n=10)		
Berufswelt	3,30 (0,64) [2,84; 3,76]	3,33 (2,83; 4,00)
Krankheitsbezogenes Wissen	3,60 (0,47) [3,27; 3,93]	3,67 (3,25; 4,00)
Versorgungskompetenz	2,53 (0,70) [2,02; 3,03]	2,75 (1,75; 3,06)

Tabelle 6: Vergleich der zentralen Tendenzen zwischen Pädiatrie und Erwachsenenmedizin (Mann-Whitney-U-Test, Effektgröße r)

Variable	U (z) p	r
Berufswelt	106,500 (-1,00) .314	.16
Krankheitsbezogenes Wissen	134,500 (-0,02) .986	.003
Versorgungskompetenz	93,000 (-1,14) .148	.19

Tabelle 7: Soziodemographische Daten der Stichprobe

Variable		n (%)	cum$_n$ (cum%)
Geschlecht	Weiblich	36 (94,7)	36 (94,7)
	Männlich	2 (5,3)	38 (100,0)
Summe		38	
Alter	14-16	3 (7,9)	3 (7,9)
	17-19	8 (21,1)	11 (29,0)
	20-22	12 (31,6)	23 (60,6)
	23-25	14 (36,8)	37 (97,4)
	Keine Angabe	1 (2,6)	38 (100,0)
Summe		38	
Wohnort	Bremen	1 (2,6)	1 (2,6)
	Hessen	2 (5,3)	3 (7,9)
	Niedersachsen	6 (15,8)	9 (23,7)
	NRW	27 (71,0)	36 (94,7)
	Keine Angabe	2 (5,3)	38 (100,0)
Summe		38	
Setting	Pädiatrie Erwach-	10 (26,3)	10 (26,3)
	senen-	27 (71,1)	37 (97,4)
	medizin		
	Keine Angabe	1 (2,6)	38 (100,0)
Summe		38	
Alter beim	< 18	9 (23,7)	9 (23,7)
Wechsel	18	12 (31,6)	21 (55,3)
	> 18	6 (15,8)	27 (71,1)
Summe		27 (71,1)	
Erkrankungs-	1-5 Jahre	5 (13,2)	5 (13,2)
dauer	6-10	13 (34,2)	18 (47,4)
	11-15	9 (23,7)	27 (71,1)
	16-20	7 (18,4)	34 (89,5)
	21-25	4 (10,5)	38 (100,0)
Summe		38	

Tabelle 8: Diagnosen der Stichprobe

Variable		n (%)	cum$_n$ (cum%)
Diagnose	Keine Angabe	1 (2,6)	1 (2,6)
	Asthma bronchiale	2 (5,3)	3 (7,9)
	Angeborener Herzfehler	1 (2,6)	4 (10,5)
	Chronisch-entzündliche Dar-merkrankungen	2 (5,3)	6 (15,8)
	Cystische fibrose	1 (2,6)	7 (18,4)
	Diabetes mellitus Typ I	4 (10,5)	11 (28,9)
	Epilepsie	3 (7,9)	14 (36,8)
	Rheumatische Erkrankung	17 (44,7)	31 (81,6)
Sonstige:	Chronische Urtikaria	1 (2,6)	32 (84,2)
	Hashimoto Thyreoiditis	1 (2,6)	33 (86,8)
	Hemiparese	1 (2,6)	34 (89,5)
	Hyperventilationstetanie	1 (2,6)	35 (92,1)
	Neurodermitis	1 (2,6)	36 (94,7)
	Neurologische Erkrankung	1 (2,6)	37 (97,4)
	Skoliose	1 (2,6)	38 (100,0)
	Summe	38	

4.3.4 Anmerkungen der Teilnehmenden

Die Jugendlichen und jungen Erwachsenen äußern, dass es für junge Menschen schwierig sei Budgetleistungen, wie z.B. Physiotherapie, zu erhalten. Darüber hinaus wird der Wunsch nach besserer Information und Aufklärung bezüglich der Entstehung der Erkrankung geäußert. Auch eine psychologische Begleitung, parallel zur Therapie, wird hinsichtlich der Krankheitsbewältigung erwähnt, aber auch die Anmerkung, dass der Betroffene selber am besten wisse, was gut für ihn ist. Die Relevanz des Themas wird zudem auch seitens der Betroffenen deutlich, indem eine positive Rückmeldung zur Durchführung dieser Untersuchung sowie eine Danksagung dazu erfolgt.

4.3.5 Zusammenfassung

Insgesamt liegt bei den Jugendlichen und jungen Erwachsenen eine gute Transitionskompetenz vor. Es besteht lediglich für die Versorgungskompetenz Entwicklungsbedarf. Die darge-

stellten Ergebnisse zeigen zudem zwei statistisch signifikante Befunde, die auf einen Einfluss des Diagnosezeitpunkts sowie des Alters auf die Gesundheitskompetenz hindeuten.
Demnach steigt mit längerer Erkrankungsdauer die Kompetenz hinsichtlich des krankheitsbezogenen Wissens (p = .041). Zudem zeigen jüngere Betroffene eine höhere Versorgungskompetenz (p = .042). Das bedeutet, dass die Ergebnisse mit einer Wahrscheinlichkeit von >
95% nicht nur für die Stichprobe dieser Untersuchung, sondern auch für die Grundgesamt-
heit gilt. Beide Ergebnisse verwerfen die jeweilige Nullhypothese H_0. Es ist jedoch zu beachten, dass die Stärke des Einflusses, sowohl des Diagnosezeitpunkts als auch des Alters,
schwach ausfällt (Diagnosezeitpunkt: rs = .333, Alter: rs = -.336).

5 Wünsche und Bedürfnisse

Im vorliegenden Kapitel ist der qualitative Teil der Arbeit beschrieben, welcher sich mit den Wünschen und Bedürfnissen der Jugendlichen und jungen Erwachsenen beschäftigt. Die Wissenschaftlerinnen und Wissenschaftler der Jugendforschung (u.a. Neuhauser & Poethko-Müller, 2014; Shell Deutschland, 2015) haben es sich bereits zur Aufgabe gemacht, die Lebensphase der Adoleszenz zu erforschen und die entsprechende Gruppe sowie deren Interessen und Bedürfnisse in den Mittelpunkt zu stellen. Selbiges ist auch für die Transitionsmedizin unabdingbar. Denn nur unter Einbezug der Wünsche der Jugendlichen und jungen Erwachsenen mit chronischer Erkrankung lassen sich Konzepte und Unterstützungsangebote entwickeln, in denen sich die Betroffenen wiederfinden und diese auch annehmen. So erwähnen auch Schmidt et al. (2016), dass es schwierig sei, eine adäquate Schulung zu entwickeln, da wenig über die Wünsche der Jugendlichen zur Zeit der Transition bekannt sei.

Folglich wird der Fokus in Kapitel 5 auf die Wünsche und Bedürfnisse der Betroffenen gerichtet, welches in eine Literaturanalyse sowie den aktuellen Forschungsstand (s. 5.1), die Methodologie (s. 5.2) sowie die Ergebnisse des qualitativen Teils der Arbeit (s. 5.3) unterteilt ist.

5.1 Literaturanalyse und aktueller Forschungsstand

Ziel der Literaturrecherche hinsichtlich der Forschungsfrage *Welche Bedürfnisse und Wünsche stellen Jugendliche und junge Erwachsene mit chronischer Erkrankung an die Transition?* ist es gewesen, einen Überblick über den aktuellen Stand der Forschung zu schaffen. So sollen gesundheitswissenschaftliche Beiträge in die Arbeit miteingeschlossen werden, die die Besonderheiten des Jugendalters beschreiben, den Transitionsprozess abbilden und dabei richtungsweisend die Bedürfnisse der Betroffenen aufzeigen. So erfolgte eine erste Literaturrecherche Ende Mai 2016 zur Gestaltung des Leitfadens sowie eine zweite, ergänzende Suche Anfang November 2016, um die Ergebnisse zu spezifizieren. Bezüglich der Literaturanalyse wird eine explorative Darstellung angestrebt, die nicht den Ansprüchen eines systematischen Reviews entsprechen kann. Für die Recherche sind die Datenbanken Pubmed und Livivo sowie weitere durch EBSCO Host (AMED - The Allied and Complementary Medicine Database, American Doctoral Dissertations, Child Development & Adolescent Studies, CINAHL Complete, MEDLINE, PsycINFO und SocINDEX with Full Text) herangezogen worden. Zudem ist eine Handsuche in der hochschuleigenen Bibliothek erfolgt. Dabei sind folgende Fragestellungen an die Literatur gerichtet worden:

© Springer Fachmedien Wiesbaden GmbH, ein Teil von Springer Nature 2019
N. Hubenthal und M. Zimmermann, *Transition von der Pädiatrie in die Erwachsenenversorgung*, Best of Pflege, https://doi.org/10.1007/978-3-658-25237-3_6

- Was sind die Besonderheiten des Jugendalters und wie beschreibt die Entwicklungspsychologie diese?
- Welche Wünsche haben betroffene Jugendliche und junge Erwachsene hinsichtlich der Transition?
- Welche Art von Unterstützung wünschen sich die Betroffenen hinsichtlich des Wechsels?
- Wie erleben Jugendliche und junge Erwachsenenden mit chronischer Erkrankung den Übergang von Pädiatrie in die Erwachsenenmedizin?

Da das Erleben der Betroffenen und deren Erfahrungen hinsichtlich Transition in der Literaturrecherche fokussiert worden sind, wurden qualitative Studien bevorzugt gesichtet. Eingeschlossen worden sind deutsch-, englisch- und spanischsprachige Beiträge, welche zwischen 2010 - 2016 veröffentlicht wurden, um den aktuellen Stand der Forschung abzubilden. Vornehmlich sind Studien, Literaturstudien und Metaanalysen miteingeschlossen worden. Dabei ist auf deren Nachvollziehbarkeit der methodischen Vorgehensweise sowie eine gründliche Darstellung der Ergebnisse geachtet worden. Es erfolgten keine weiteren Limitationen. Auch wurden keine bestimmten Erkrankungen fokussiert, sondern einzig psychische Erkrankungen aufgrund des abweichenden Versorgungssettings ausgeschlossen. Das Flowchart der Abbildung 5 veranschaulicht die Literaturrecherche.

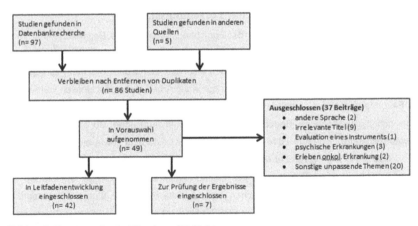

Abbildung 5: Literaturrecherche Wünsche und Bedürfnisse

Folglich sind insgesamt 42 Beiträge für die Entwicklung des Leitfadens gesichtet worden und sieben Publikationen in die Analyse dieser Arbeit miteinbezogen worden. Bezüglich der für die Analyse relevanten Titel handelt es sich um Fachartikel (2), Studien (3), darunter qualitative Beiträge (2), Reviews (1) und Konzeptentwicklungen (1). Zudem sind die zwei

Publikationen der Deutschen Gesellschaft für Transitionsmedizin herangezogen worden. Die nachfolgende Tabelle 9 beschreibt die Suche in den beschriebenen Datenbanken.

Tabelle 9: Recherche Wünsche und Bedürfnisse in den jeweiligen Datenbanken

Datum	Datenbank	Suchterm	Treffer	Einschluss
27.05.2016	Pubmed	Youth, adolescence; chronic illness; transition; needs/ necessity/ requirement	75	35
27.05.2016	Livivo	Jugendliche mit chronischer Erkrankung; Entwicklung; Transition	10	7
20.05.2016	Bibliothek hsg	Transitionsmedizin; Entwicklungspsychologie; Lebensphase Adoleszenz	5	5
07.11.2016	Pubmed	Transitional care; adolescents and young adults; experience	5	4
07.11.2016	Livivo	Jugendliche und junge Erwachsene; Wünsche und Bedürfnisse; Transition	2	2
07.11.2016	EBSCO	Transitional care; adolescents or teenagers or young adults; chronic disease or chronic illness; needs or wants or necessity or requirement	15	1

Gesamt n= 54 (Mai n=47); (November n=7)

Bezüglich der vorangestellten, an die Literatur gerichteten Fragestellungen sind die Besonderheiten des Jugendalters untersucht worden. Diese sind unter Kapitel 1, *Der entwicklungspsychologische Blickwinkel auf die Transition*, auch unter Berücksichtigung von chronischen Erkrankungen aufgeführt.

Des Weiteren sind die Datenbanken hinsichtlich der Wünsche, vornehmlich bezüglich Unterstützungsangeboten, von Seiten der Betroffenen durchsucht worden. Hierbei ist festzuhalten, dass mehrere Konzepte und Insellösungen von Versorgungszentren für die

Transition bestehen und diese in der Literatur vorgestellt werden (u.a. Becher, 2012; Begley, 2013; Berg Kelly, 2011; Radke, 2015). So werden von Oldhafer (2016) im Hinblick auf das Berliner Transitionsprogramm die Transitionshelfer als unterstützende Instanz angeführt und auch eine Transitions-App wird erwähnt. Zusätzlich gibt es krankheitsübergreifende Schulungen durch ModuS. Des Weiteren benutzt das Spital in Basel Checklisten, um hauseigenen Standards gerecht zu werden (Becher, 2012). Zudem werden 6-Augen-Sprechstunden in der Literatur als unterstützendes Instrument für die Transition beschrieben (Radke, 2015).

Nichtsdestotrotz werden hierbei nur selten die Bedürfnisse der Jugendlichen und jungen Erwachsenen hinzugezogen (Al-Yateem, 2012; Castrejon, 2012; Gleeson & Turner, 2012). Aus der Literaturanalyse geht hervor, dass sich die Jugendlichen hinsichtlich der Transitionsbestrebungen insbesondere Professionalität vom medizinischen Personal fordern, wobei Vertrauen, Respekt und Ehrlichkeit für sie eine besondere Rolle spielen. Auch sei ihnen eine gut verständliche Sprache ohne medizinische Fachausdrücke wichtig (Ganser, 2005). Den rechtzeitigen Informationsfluss beschreibt auch Al-Yateem (2012) als ein Bedürfnis der Betroffenen. Nur durch Education können sie lernen, ihre Gesundheitsversorgung auch im Erwachsenenalter autonom fortzuführen (Kapellen & Kiess, 2015). Die meisten Beiträge beziehen die Betroffen erst an der Stelle mit ein, wo es darum geht, bereits bestehende Konzepte bewerten zu lassen. Diese Beträge beziehen sich zudem nur auf ein Krankheitsbild. So erforscht auch Gmelin (2005), ob die Jugendlichen mit juveniler idiopathischer Arthritis direkt in die Erwachsenenmedizin transitieren möchten, oder den Umweg über eine Übergangsstation für Jugendliche und junge Erwachsene bevorzugen. Alle Befragten wünschen sich hierbei ohne Ausnahme die Möglichkeit, eine Übergangsstation zu besuchen. Auch Ganser (2005) beschreibt, dass z.B. in den USA, Kanada, Australien und Großbritannien sogenannte *adolescent clinics* geschaffen worden sind, die im multidisziplinären Team die Betreuung und Beratung der Betroffenen vom 16. Bis 25. Lebensjahr zu realisieren. Auch Aldiss et al. (2015) haben mit Hilfe von Fokusgruppeninterviews acht Faktoren für eine erfolgreiche Transition entwickelt, welche Wissensvermittlung zum einen, aber auch die Eltern zum anderen integriert. Auch van Staa, Jedeloo, van Meeteren und Latour (2011) betonen die Wichtigkeit, die Eltern in den Prozess miteinzubeziehen, da ihnen der Wechsel aus dem Vertrauten Setting häufig schwieriger fällt als ihren Kindern. Demgegenüber haben Lopez et al. (2015) Interviews mit Jugendlichen und jungen Erwachsenen mit angeborenen Herzerkrankungen geführt und herausgefunden, dass sich die Betroffenen weitere Informationen hinsichtlich Langzeitfolgen der Herzerkrankung, Berufstätigkeit, Versicherungen, Familienplanung und der mentalen Gesundheit wünschen. Bezüglich der Wissensvermittlung sind sie an Mentorenprogrammen interessiert.

Gänzlich unbeachtet, in Bezug auf die letzte an die Literatur gestellte Frage, bleibt das Erleben der Jugendlichen und jungen Erwachsenen mit chronischer Erkrankung hinsichtlich der Transition von Pädiatrie in die Erwachsenenversorgung. So ist hierbei ein Schwerpunkt im Interviewleitfaden gesetzt worden. Zudem sollen die Interviews, hinsichtlich der quantitativen Forschungsfrage, darüber Aufschluss geben, welche gesundheitsrelevanten Transitionskompetenzen die Betroffenen für einen erfolgreichen Wechsel als wichtig erachten und wie sie diese im Transitionsprozess erlebt haben.

5.2 Methodik

Im folgenden Kapitel wird das methodische Vorgehen des qualitativen Teils der Arbeit vorgestellt. Nachfolgend ist die Entwicklung des Interviewleitfadens, die Studienpopulation sowie das analytische Vorgehen nach Burnard und die verwendeten Gütekriterien beschrieben.

5.2.1 Methodisches Vorgehen

Die Forschungsfrage nach den Wünschen und Bedürfnissen, welche die Jugendlichen und jungen Erwachsenen mit chronischer Erkrankung an die Transition stellen, impliziert ein qualitatives Forschungsdesign. Durch dieses sollen die individuellen Lebenswelten in der Adoleszenz angemessen abgebildet werden (Fuchs, 1983; zitiert nach Hurrelmann & Quenzel, 2013). Für die Beantwortung der Fragestellung ist als Instrument das problemzentrierte Interview verwendet worden, da dieses trotz der Orientierung am Gegenstand auch narrative Anteile zulässt (Lamnek, 2010). Dafür ist, aufbauend auf dem aktuellen Forschungsstand und nach Abgleich mit dem Transitionskompetenz-Fragebogen, ein Leitfaden mit narrativen und teilstandardisierten Anteilen (Mayring, 2002) entwickelt worden. Aus in Kapitel 3.2 beschriebenen Gründen sind die Interviews retrospektiv und rekonstruktiv geführt worden.

5.2.2 Entwicklung des Leitfadens

Um das Erleben des Settingwechsels zu fokussieren sind aufbauend auf den Ergebnissen der Literaturrecherche (s. Kap. 5.1) die zwei nachfolgende Forschungsfragen für die teilstandardisierten Interviews entwickelt worden. Diese teilen den Leitfaden in zwei thematisch leicht unterschiedliche Phasen:

- Wie erleben chronisch kranke Jugendliche und junge Erwachsene den Übergang von der Pädiatrie in die Erwachsenenmedizin?

- Welche gesundheitsrelevanten Transitionskompetenzen benötigen die Betroffenen für einen erfolgreichen Wechsel und wie werden diese empfunden und selbst
eingeschätzt?

Der Einstieg in das Interview beinhaltet die Erhebung von einigen personenbezogenen Daten. Diese Variablen können somit später in Auswertung und Diskussion berücksichtigt werden.

Tabelle 10: Intervieweinstieg

Intervieweinstieg	Personenbezogene Daten	Alter
		Name der Erkrankung
		Mit welchem Alter Diagnosestellung?
		Wie lange bereits in der Erwachsenenversorgung?
		Status: Schule, Ausbildung, Studium, Beruf

Weiterführend, wie in Kapitel 1 und 5.1 bereits beschrieben, hat die subjektive Bedürfnislage
der betroffenen Jugendlichen und jungen Erwachsenen nur selten Einfluss auf die bestehenden Transitionsbestrebungen und –programme hierzulande. So bestehen zwar mehrere Insellösungen und Konzepte für die Transition (u.a. Becher, 2012; Begley, 2013; Berg Kelly,
2011; Radke, 2015), jedoch sind hierbei nur selten die Bedürfnisse der Jugendlichen und
jungen Erwachsenen hinzugezogen worden (Al-Yateem, 2012; Castrejon, 2012; Gleeson &
Turner, 2012). Dementsprechend ist mit dem entwickelten Leitfaden genau an dieser Stelle
der Schwerpunkt gesetzt worden. Deswegen soll die an den Intervieweinstieg angeschlos-
sene Erzählaufforderung dazu dienen, den eigenen Transitionsprozess retrokonstruktiv zu
schildern und die Möglichkeit bieten, bewerten zu können, was dabei positiv und was negativ
in Erinnerung geblieben ist. Die folgenden, in der Literatur aufgeführten, Unterstützungsmög-
lichkeiten stellen sowohl für die Interviewgestaltung als auch für den Interviewpartner eine
Orientierungshilfe dar. Die Befragten können äußern, ob es solche Hilfen gegeben hat und/
oder ob diese die eigene Transition erleichtert haben/ hätten. Dementsprechend geht aus
den Interviews hervor, ob im Vorfeld Informationen bezüglich der anstehenden Transition
gegeben worden sind, ob dies früh oder spät geschah und wie dieser Moment erlebt worden
ist. Fernerhin soll das eigene Erleben bezüglich der Unterschiede zwischen Pädiatrie und der
Erwachsenenmedizin erforscht werden. Des Weiteren hat der erste Besuch beim Erwachsenenmediziner eine wichtige Bedeutung. Betroffene äußern hierzu die Angst vor dem Unbekannten sowie die Sorge, die begünstigte Position zu verlieren. Zusätzlich gilt momentan
als einzig messbarer Parameter für eine erfolgreiche Transition, ob ein Arzt gefunden worden ist, gegenüber dem die Betroffenen Vertrauen aufbauen konnten (Oldhafer, 2016). Somit
ist auch hierzu eine Frage im Leitfaden aufgenommen worden. Eine Übersicht dazu bietet
die nachfolgende Tabelle:

Tabelle 11: Erzählaufforderung

Erzählaufforderung	Transition	Positive und/oder negative Erinnerungen an die eigene Transition? Was hätte den Wechsel erleichtern können? Hilfen beim Transitionsprozess (Transitionshelfer, Schulung, spezielle Sprechstunde, Checkliste, App) Vorher Informationen erhalten? Unterschiede zwischen Pädiatrie und Erwachsenenmedizin? Erster Besuch beim neuen Arzt Gut angekommen in Erwachsenenversorgung → Vertrauen aufgebaut?

Anschließend stellt die nächste Phase des Interviews das Gegenstück zum quantitativen Design dar. Somit beziehen sich die in der nachfolgenden Tabelle beschriebenen Orientierungshilfen auf den von Herrmann-Garitz et al. (2015) entwickelten Fragebogen zur Selbsterfassung der gesundheitsbezogenen Transitionskompetenz. Diese Phase des Leitfadens ist zwar an den quantitativen Teil der vorliegenden Arbeit angepasst, lässt jedoch, im Gegensatz zum Online-Fragebogen den Platz, die individuellen Gedanken zu den Kompetenzen vorzustellen. Somit dient der Leitfaden auch dazu, das Erleben der für die Transition relevanten Kompetenzen zu erforschen.

Tabelle 12: gesundheitsbezogene Transitionskompetenzen

	gesundheitsbezogene Transitionskompetenzen	Beruf/ Berufswahl Wohnsituation Notfallmanagement „Party" → Alkohol, Nikotin und Drogen Familienplanung Struktur (Versicherung, Leistungen, etc)

Die Interviews sind jeweils mit der Frage abgeschlossen worden, ob für den Teilnehmenden noch etwas offen geblieben ist oder ob etwas wichtiges noch nicht gesagt werden konnte. So kann einerseits dem Befragten Raum gegeben werden, noch weitere Themen einzubringen oder Rückfragen zu stellen und andererseits kann somit abgetastet werden, ob weiterer Gesprächsbedarf auch zur Unterstützung bei emotional belastenden Erinnerungen besteht und ob diesbezüglich weitere Schritte eingeleitet werden müssen.

Um den entwickelten Leitfaden hinsichtlich Anwendbarkeit und Verständlichkeit, aber auch inhaltlich zu testen und zu evaluieren, sind im Vorfeld zwei Pretestinterviews geführt worden. Dafür konnten eine weibliche Probandin (19 Jahre) und ein männlicher Proband (22 Jahre) mit den chronischen Erkrankungen Hydrocephalus und Morbus Crohn gewonnen werden. Während ein Interview via Skype geführt wurde, erfolgte das Weitere als persönliches Gespräch. Beide Varianten haben sich für das Forschungsvorhaben als passend erwiesen, trotzdem ist es Ziel gewesen, möglichst Face-to-Face Gespräche während der Datenerhebung zu führen. Nachteilig am Skype-Interview hat sich herausgestellt, dass mit gleichzeitig laufender Webcam die Gefahr besteht, dass die Tonqualität so schlecht wird, dass die Anfertigung eines Transkripts stark erschwert wird. Jedoch ist ein Vorteil dieser Methode, neben dem zeitlichen Aspekt, dass das Telefonat direkt mitgeschnitten und so die Datei direkt gespeichert wird. Somit ist die Gefahr, dass sie verloren geht, geringer.

Der entwickelte Leitfaden ließ sich grundsätzlich einfach anwenden und auch die gestellten Fragen konnten angemessen beantwortet werden, sodass letzterer dementsprechend keine weiteren Anpassungen mehr benötigt hat. Das verwendete Instrument befindet sich im Anhang (s. Anlage 3).

5.2.3 Beschreibung der Studienpopulation

Für die qualitative Datenerhebung sind Jugendliche und junge Erwachsene mit einer chronischen Erkrankung bis zu einem Alter von 25 Jahren berücksichtigt worden. Zum einen, weil dies das Alter ist, bis zu dem Krankenkassen in begründeten Ausnahmefällen eine pädiatrische Versorgung genehmigen und zum anderen erfolgte die Orientierung an anderen Jugendstudien (Hurrelmann & Quenzel, 2013). Einzig ist dabei darauf zu verweisen, dass der Transfer in die Erwachsenenversorgung bereits vorausgegangen sein muss, da die Interviews retrospektiv geführt wurden sind, damit die Wünsche und Bedürfnisse auf Grundlage einer bereits erlebten Erfahrung formuliert werden können. Zudem ist es aus ethischer Sicht angreifbar, die Betroffenen zu einem noch bevorstehenden und möglicherweise unbekannten Sachverhalt zu befragen, da dies unter Umständen Ängste und Unsicherheiten auslösen kann, die sich negativ auf den Therapie- und somit Erkrankungsverlauf auswirken könnten. Folglich wurden Jugendliche und junge Erwachsene einbezogen, die sich aktuell in der Erwachsenenversorgung befinden und den Arztwechsel bereits durchlaufen haben.

Bezüglich der chronischen Erkrankungen wurden, im Gegensatz zum quantitativen Design, alle drei nach Müther et al. (2014) definierten Patientengruppen (s. Kapitel 1) berücksichtigt. Bezüglich der dritten Gruppe besteht die Möglichkeit, im Falle einer starken kognitiven Beeinträchtigung und wenn keine Auskunftsgabe möglich ist, die Bezugspersonen zu interviewen. Folglich wurden nur Jugendliche und junge Erwachsene aus der Studie ausgeschlossen, bei denen keine chronische Erkrankung vorliegt, die die beschriebenen Alterskriterien nicht erfüllen und die den Wechsel vom pädiatrischen- ins erwachsenenmedizinische Versorgungssetting noch nicht durchlaufen haben. Auch psychische Erkrankungen sind aufgrund des leicht abweichenden Versorgungssettings in dieser Studie nicht berücksichtigt worden. Diese Kriterien sind anhand der nachfolgenden Tabelle 13 zusammengefasst. Wie nach Hurrelmann & Quenzel (2013) empfohlen, sollen etwa 6 Personen befragt werden. Die obere Grenze wurde aus forschungswirtschaftlichen Gründen auf 10 Teilnehmende gesetzt.

Tabelle 13: Ein- und Ausschlusskriterien des qualitativen Designs

Qualitatives Design	
Einschluss:	- max. 25 Jahre
	- chronische Erkrankung
	- Erwachsenenmedizin
	- Transfer erfolgt
Ausschluss:	- > 25 Jahre
	- Keine der definierten Erkrankungen
	- Kein Transfer erfolgt
	- Psychische Erkrankungen

5.2.4 Datenanalyse nach Burnard

Für die Analyse der qualitativen Daten wurde die Methode der thematischen Inhaltsanalyse („thematic content analysis") von Burnard (1991, S. 461), angewendet. Diese Verfahrensweise ist komparabel mit verschiedenen qualitativen Inhaltsanalysen. Burnards Vorgehen eignet sich besonders für aufgezeichnete und transkribierte Interviews mit einem offenen und semi-strukturierten Ansatz (ebd.). Aufgrund dessen hat sich die thematische Inhaltsanalyse als geeignetes Forschungsverfahren für die Auswertung der Interviews mit den Jugendlichen und jungen Erwachsenen mit chronischer Erkrankung erwiesen. Ziel ist es gewesen, mittels detaillierten und systematischen Vorgehens, die Transkripte zu kodieren und dabei die Analyse schematisch zu gestalten, sodass diese anhand dessen nachvollziehbar und überprüfbar wird. Der von Burnard skizzierte Prozess beinhaltet 14 Stufen, welche im Folgenden im Einzelnen beschrieben werden:

Stufe 1:

Nach jedem Interview sind Notizen bezüglich der besprochenen Topics aufzuschreiben. Des Weiteren können schon zu diesem Zeitpunkt Memos, erste Ideen und Theorien festgehalten werden.

Stufe 2:

Diese Phase beschreibt das erste Eintauchen in die Daten. Es werden die Transkripte gelesen und Notizen über allgemeine Themen gemacht. Ziel ist es dabei, die Lebenswelten der Interviewpartner kennen zu lernen.

Stufe 3:

Die Transkripte werden erneut gelesen und dabei so viele Überschriften wie notwendig herausgeschrieben. Dementsprechend wird diese Phase als *offenes Kodieren* bezeichnet. Hierbei können auch die Interviewteile, die für die Topic nicht von Bedeutung sind als *dross* markiert werden. Jedoch sollte am Ende annähernd das gesamte Interview mit Überschriften versehen sein.

Stufe 4:

Die nun vorliegende Liste wird dem Forscherteam vorgestellt und die einzelnen Überschriften werden (in Absprache) übergeordneten, umfassenderen Kategorien zugeordnet. Ziel ist hierbei, dessen Zahl zu reduzieren.

Stufe 5:

Die neue Liste mit den Kategorien und Unterrubriken wird nochmals durchgegangen und sich wiederholende oder sehr ähnliche Punkte werden entfernt, um eine vorläufige Liste mit den Kategorien zu kreieren.

Stufe 6:

Diese Phase dient dem Vorbeugen einer Bias, indem die Validität der Methode vergrößert werden soll. Hierfür können zwei Forschungskollegen unabhängig voneinander und ohne die Kategorienliste des Forschers zu kennen eigenständig eine solche Liste generieren. Anschließend werden die Ergebnisse diskutiert und falls notwendig Anpassungen gemacht.

Stufe 7:

Erneut werden die Transkripte gelesen im Hinblick auf die gemeinsam erarbeiteten Kategorien. Dabei wird geprüft, ob diese wirklich alle Aspekte der Interviews abbilden. Falls nötig werden erneut Korrekturen vorgenommen.

Stufe 8:

Nun werden die Transkripte mit der Liste der Kategorien und sub-headings durchgearbeitet. Durch entweder farbige Textmarker oder auch Software-gestützte Programme können Farben einzelne Kategorien hervorheben und so dazu dienen, dass diese besser voneinander abzugrenzen sind.

Stufe 9:

Während dieser Phase werden die kodierten Sektionen der Interviews aus den Transkripten herausgeschnitten und nach den Themen sortiert. Wichtig ist hierbei, dass immer der Kontext erkennbar bleiben muss, sodass es sinnvoll ist, ein komplettes Transkript im Falle von Bezugnahmen bereitzuhalten. Aufgrund dessen und um den Lesenden die Möglichkeit offen zu halten, dies selbst zu prüfen, sind diese der Qualifizierungsarbeit im Anhang beigefügt.

Stufe 10:

Die ausgeschnittenen Teilstücke werden nun den entsprechenden Überschriften sowie Unterüberschriften zugeteilt.

Stufe 11:

Ausgewählte Befragte werden nun bezüglich der Verwendung und der Eignung des Kategorie-Systems befragt. Anpassungen können falls notwendig weiterhin vorgenommen werden. Somit wird erneut die Validität der Ergebnisse geprüft.

Stufe 12:

Auch diese Phase dient der Validität. Während die Ergebnisse der Arbeit geschrieben werden, ist es hilfreich die Transkripte sowie die Aufnahmen bereit zu haben und bei Unklarheiten sich jeweils auf diese zu beziehen.

Stufe 13:

Der Beginn der Verschriftlichung zählt zum 13. Schritt von Burnards Verfahrensweise. Die Forscher starten mit dem ersten Abschnitt, sammeln dazu alle verschiedenen Beispiele der Daten, die zu diesem Teil passen und liefern Kommentare, die die Aussagen der Interviewteilnehmer verbinden. So wird fortgefahren, bis alle Ergebnisse verschriftlicht sind.

Stufe 14:

Die Forscher müssen nun klären, ob die einzelnen Abschnitte des Ergebnisteils noch anhand der aktuellen Literatur hinsichtlich Gemeinsamkeiten und Unterschieden geprüft werden sollen. Dies kann entweder im Anschluss an den Ergebnisteil in einem separaten Kapitel der Arbeit vorgestellt werden oder aber im Ergebnisteil im Anschluss an die einzelnen Kategorien. Burnard bezeichnet die erste Variante als unvermischter und klarer, die zweite jedoch oft als praktikabler und für den Leser als einfacher zu verstehen.

5.2.5 Gütekriterien qualitativer Forschung

Um feststellen zu können, ob der Weg zur wissenschaftlichen Erkenntnisgewinnung qualitativ hochwertig ist, sind Kriterien nötig, die das Vorgehen vor einem wissenschaftstheoretischen Hintergrund vergleichbar machen. Somit stellen diese Kriterien Prüfsteine dar, an denen die Wissenschaftlichkeit gemessen werden kann (Lamnek, 2010). Dementsprechend ist es auch im qualitativen Design bedeutsam sogenannte Gütekriterien zu formulieren, um die Qualität der Untersuchung nachvollziehbar und messbar zu gestalten (Mayring, 2002). Hierbei stellt sich die Frage, welche Gütekriterien in der Durchführung und Bewertung qualitativer Forschungsarbeiten heranzuziehen sind (Haas-Unmüßig & Schmid, 2010). In dieser Debatte hat sich die Einsicht durchgesetzt, dass nicht einfach die klassischen Maßstäbe des quantitativen Designs Objektivität, Reliabilität und Validität übernommen werden können (Hussy et al., 2013; Lamnek, 2010; Mayring, 2002). Dennoch werden in der folgenden Tabelle alle vier Grundpositionen bezüglich der Gütekriterien, die in der Literatur beschrieben sind, vorgestellt (Haas-Unmüßig & Schmid, 2010).

Tabelle 14: Standpunkte in Bezug auf die Verwendung von qualitativen Gütekriterien

1.	2.	3.	4.
Ablehnung von Kriterien	Verwendung der klassischen Kriterien	Reformulierung der klassischen Kriterien	Formulierung alternativer Kriterien

Fürsprecher der ersten Position lehnen die Formulierung von Gütekriterien aufgrund der Annahme ab, dass die Welt als soziales Konstrukt nicht mit standardisierten Bewertungsmaßstäben vereinbar sei (Steinke, 1999). Weiterführend verfolgen die Vertreter der Verwendung der klassischen Gütekriterien das Ziel, dass in der Wissenschaft einheitliche Kriterien, Methodik und Sprache verwendet werden, auch hinsichtlich der Annahme, dass qualitative Forschung noch die eigene Wissenschaftlichkeit unter Beweis stellen müsse (Haas-Unmüßig & Schmid, 2010; Lamnek, 2010). Demgegenüber positionieren sich weitere Wissenschaftler für eine Reformulierung der quantitativen Maßstäbe (Lincoln & Guba, 1985), da die klassischen Kriterien nicht direkt übertragbar und so Begriffsverwirrungen zu vermeiden seien (Lamnek, 2010). Darüber hinaus lässt sich hinsichtlich der vierten Position in der Literatur finden, dass für die qualitative Forschung alternative und neue Gütekriterien formuliert werden müssen, da die Geltungsbegründung der Ergebnisse flexibler als in der quantitativen Forschung sein müssen (Flick, 2005; Mayring, 2002; Prakke & Wurster, 1999). Außerdem müsse sich von den klassischen Geltungsmaßstäben gelöst werden, weil sich die qualitative - in Abgrenzung zur quantitativen Forschung entwickelt habe (Lamnek, 2010).

Im Folgenden sind zwei gängige Ansätze von Gütekriterien des qualitativen Forschungsdesigns dargestellt. Die vorliegende Arbeit weist dazu viele Parallelen auf. Diese sind im Anschluss an die genannten Ausführungen festgehalten.

Trustworthiness von Lincoln & Guba (1985)

Die häufigste Anwendung in der qualitativen internationalen Pflegeforschung, so Haas-Unmüßig & Schmidt (2010), habe das Konzept der Vertrauenswürdigkeit (trustworthiness) von Lincoln und Guba (1985). Letztere formulieren die vier Gütekriterien (Glaubwürdigkeit, Übertragbarkeit, Abhängigkeit und Bestätigung). Dieses Konzept zählt zu der dritten vorgestellten Grundposition bezüglich der Verwendung von qualitativen Gütekriterien (s. Tabelle 13). Zum Bewertungskriterium der **Glaubwürdigkeit (Credibility)** zählen Lincoln und Guba das längere Engagement (prolonged engagement) sowie die nachhaltige Beobachtung (persistant observation). Strategien sind hierfür die Untersuchungstriangulation (eine weitere Forscherin untersucht das selbe Phänomen und sollte zu ähnlichen Ergebnissen kommen) das Peer-Debriefing (eine Arbeitsgruppe begutachtet und diskutiert die Ergebnisse kritisch), das Referential Adequacy (Archivierung des Datenmaterials, um es zu einem späteren Zeitpunkt mit den Ergebnissen der Forschung zu vergleichen), das Member-Checking (Ergebnisse werden mit den Probanden diskutiert und auf Richtigkeit überprüft) und die Glaubwürdigkeit der Forschenden (die forschende Person muss ihre Qualifikation, Erfahrung, sowie weitere Aspekte, die die Forschung beeinflussen können, dokumentieren, damit die Lesenden sich über die Glaubwürdigkeit der Forschenden ein Urteil bilden können). Als weiteres Gütekriterium wird die **Übertragbarkeit (Transferability)** genannt. In diesem Zusammenhang soll getestet werden in wie weit sich die Ergebnisse einer Studie auf ein anderes Setting oder eine andere Personengruppe übertragen lassen. Diesbezüglich fordern Lincoln und Guba (1985) eine gründliche Darstellung (thick description) der deskriptiven Daten im Forschungsbericht. Die **Abhängigkeit (Dependability)** meint, dass die Ergebnisse einer qualitativen Untersuchung nur innerhalb des untersuchten Kontextes und dessen Zeit Bedeutung haben (auch: meaning in context) und dass bei einer Veränderung sich auch die Ergebnisse ändern. Somit ist eine ausführliche Beschreibung des Kontextes unabdingbar. Als viertes Gütekriterium wird die **Bestätigung/ Neutralität (Confirmability)** aufgeführt. Dies fordert von den Forschern eine offene Herangehensweise und ein vorurteilfreies sich Einlassen auf die Betroffenenperspektive. Eine Strategie hierfür kann die Begleitung und Begutachtung durch einen Mentor darstellen, welche den Forschungsprozess kritisch mittels eines Audit-Trials beurteilt.

Sechs allgemeine Gütekriterien nach Mayring (2002)

Mayring (2002) hingegen empfiehlt sechs andere Bewertungskriterien für die qualitative Sozialforschung (Verfahrensdokumentation, argumentative Interpretationsabsicherung, Regelgeleitetheit, Nähe zum Gegenstand, kommunikative Validierung und Triangulation). Er unterstreicht den Grundsatz, dass letztere „den Methoden angemessen sein" (ebd., S. 142) müssen. Dieses Konzept zählt zu der vierten vorgestellten Grundposition bezüglich der Verwendung von qualitativen Gütekriterien (s. Tabelle 13). **Verfahrensdokumentation** meint dabei den gesamten Forschungsprozess und die gewählten Vorgehensweisen für andere durch sorgfältige Dokumentation nachvollziehbar zu machen, da die qualitativ orientierte Forschung vom Vorgehen viel spezifischer und auf den Gegenstand bezogen ist. Die detaillierte Dokumentation „betrifft die Explikation des Vorverständnisses, Zusammenstellung des Analyseinstrumentariums, Durchführung und Auswertung der Datenerhebung" (ebd., S. 145). Weiterführend spielt auch die **Argumentative Interpretationsabsicherung** eine entscheidende Rolle. Interpretationen müssen jeweils argumentativ begründet und in sich schlüssig sein. Die **Regelgeleitetheit** bezieht sich hierbei auf bestimmte Verfahrensregeln, die dazu dienen das Datenmaterial systematisch zu bearbeiten, aber auch auf die Bereitschaft, gegebenenfalls geplante Analyseschritte zu modifizieren. Mit **Nähe zum Gegenstand** meint Mayring die subjektiven Vorstellungen und Meinungen der Betroffenen selbst, was dadurch erreicht werden kann, dass man möglichst an der Alltagswelt der Probanden anknüpft. Die Gültigkeit der Untersuchung kann auch durch die **Kommunikative Validierung** überprüft werden, indem man die Ergebnisse den beforschten Personen nochmals vorlegt und mit ihnen diskutiert. Stimmen sie mit den Befunden überein, so kann das ein wichtiges Argument zur Absicherung der Ergebnisse sein. Die **Triangulation** hingegen meint, dass die Forscher versuchen, für die Fragestellung unterschiedliche Lösungswege zu entwerfen und die Ergebnisse zu vergleichen. Dabei ist es nicht Ziel, eine völlige Übereinstimmung zu erreichen, jedoch die Ergebnisse miteinander zu vergleichen. Hierbei sind auch Vergleiche qualitativer und quantitativer Analysen sinnvoll und möglich.

Verwendete Gütekriterien

In dieser Arbeit sind sowohl einige Prüfsteine von Lincoln und Guba als auch von Mayring eingesetzt worden, an denen die Wissenschaftlichkeit der Arbeit gemessen werden kann. Diese sind im Folgenden dargestellt.

Bezüglich der **Glaubwürdigkeit** des Trustworthiness-Konzepts ist insbesondere das Peer-Debriefing eingesetzt worden, um die die Ergebnisse im Team kritisch zu diskutieren. Auch die **Übertragbarkeit** ist durch die Beschreibung der Entwicklung des Leitfadens sowie dessen Verwendung möglich. Mayrings **Verfahrensdokumentation** sowie die **Regelgeleitetheit** ist u.a. durch die dargestellte Analysemethode von Burnard (s. Kapitel 5.2.4) gewährleistet, während die **Argumentative Interpretationsabsicherung** in der nachfolgenden Diskussion, auch in Anlehnung an eine **Triangulation**, verschriftlicht worden ist. Bezüglich der **Nähe zum Gegenstand** ist es den Teilnehmenden selbst überlassen worden, wo das Interview stattfinden soll und konnte in den meisten Fällen erreicht werden. Eine **Kommunikative Validierung** durch ein Member-Checking soll im weiteren Forschungsprozess erfolgen.

5.3 Ergebnisse

In dem vorliegenden Kapitel sind die Ergebnisse des qualitativen Forschungsdesigns festgehalten und es wird beantwortet, welche Wünsche und Bedürfnisse die Jugendlichen und jungen Erwachsenen mit chronischer Erkrankung an die Transition stellen. Im Anschluss an die Beschreibung der Datenerhebung und des Datenbestands sowie einer kurzen Vorstellung der Interviewteilnehmenden erfolgt die Auswertung der Interviews.

5.3.1 Datenerhebung und Datenbestand

Der Datensatz besteht aus den auf Tonträgern festgehaltenen Interviews (I_1 - I_6). Diese wurden eigenständig transkribiert. Die Interviews sind im Zeitraum von Juli bis Anfang Dezember 2016 durch die Autorin geführt worden. Es konnten sechs Interviews in die Qualifizierungsarbeit miteingeschlossen werden. Diese dienen der Entwicklung der unter Kapitel 5.3.3 vorgestellten zentralen Ergebnisse für diesen Forschungsstrang. Den Teilnehmenden ist die Möglichkeit gegeben worden, das Interview nicht alleine zu führen, was jedoch nicht in Anspruch genommen wurde, sodass bei den Gesprächen ausschließlich die befragte Person anwesend gewesen ist. Die Interviewdauer der einzelnen Gespräche lag zwischen 18 - 35 Minuten. Den Ort der Datenerhebung konnten sich die Teilnehmenden frei aussuchen. So fanden zwei Interviews bei den Befragten zu Hause statt, ein Interview wurde bei der Verfasserin, eins an einem neutralen Ort geführt und zwei über den kostenlosen Voice-over Messanger Skype. Alle Gespräche kamen ohne Unterbrechung aus, sodass größere Störungen ausgeschlossen werden konnten.

5.3.2 Soziodemographische Daten der Interviewteilnehmer/innen

Bezüglich der Teilnahme an den Interviews konnten sechs Probanden, davon vier weibliche und zwei männliche, für die Studie gewonnen werden. Die Spannweite des Alters liegt dabei zwischen 17 und 25 Jahren. Die Versorgungsorte der Jugendlichen und jungen Erwachsenen verteilen sich auf die Bundesländer Nordrhein-Westfalen (n=3), Hessen (n=2) und Niedersachsen (n=1). Während zwei der Teilnehmenden noch die gymnasiale Oberstufe besuchen, studieren drei weitere, wovon eine Befragte sich bereits im Promotionsstudium befindet. Ein weiterer Proband ist Arbeitnehmer nach der Erreichung des Grades Bachelor of Arts. Die chronischen Erkrankungen der Teilnehmenden kommen jeweils einmal vor und sind in alphabetischer Reihenfolge: Asthma bronchiale, Colitis Ulcerosa, ein Hydrozephalus, juvenile idiopathische Polyarthritis, Morbus Crohn und Neurodermitis. Der Diagnosezeitpunkt einer Teilnehmerin liegt in der Neugeborenenperiode, zweimal ist der Zeitpunkt den Befragten unbekannt, liegt jedoch vermutlich im frühen Kleinkindalter, ein Teilnehmer erhielt die Diagnose im Grundschulalter und die beiden weiteren im Jugendalter mit 15 und 17 Jahren. Somit ist die Mehrheit der Interviewten bereits mit der Erkrankung von klein auf aufgewachsen. Der Transfer vom pädiatrischen- in das erwachsenenzentrierte Setting weist eine Spannweite vom 14. Lebensjahr bis zum 21. Lebensjahr auf. Bei einer Probandin ist dieser Wechsel mit 19 Jahren noch nicht vollständig erfolgt, sie stehe zwar schon im Kontakt mit der Erwachsenenmedizin und werde dort als Patientin geführt, besuche aber aus strukturellen Gründen noch die Pädiatrie für die halbjährlichen Routineuntersuchungen und im Falle einer Operation.

Tabelle 15: Beschreibung der Interviewteilnehmenden

Diagnose:	Alter	Status	Bundesland	Wohn-situation	Alter bei Diagnose-stellung	Alter beim Transfer
Asthma bron-chiale	23	Doktorand	Hessen	WG	Kleinkind-alter	14
Colitis Ulcerosa	17	Schüler	Hessen	Elternhaus	15	15
Hydrozephalus Z.n. Früh-geburtlichkeit	19	Schülerin	NRW	Elternhaus	nach der Geburt	18
Juvenile idiopathische Polyarthritis	23	Studentin	NRW	allein	17	21
Morbus Crohn	22	Arbeit-nehmer	Nieder-sachsen	WG/ allein	7 oder 8	19
Neurodermitis	25	Studentin	NRW	mit Partner	Kleinkind-alter	16

5.3.3 Auswertung der Interviews

In diesem Kapitel der Arbeit werden die zentralen Ergebnisse der Interviews in Anlehnung an den Prozess der thematischen Inhaltsanalyse nach Burnard (s. 5.2.4) dargestellt. Die nachfolgende Grafik bildet alle mit MAXQDA entworfenen Kategorien inklusive Subheadings ab. Für die nachfolgenden Ergebnisse sind alle Hauptkategorien übernommen worden, einzig die Beiträge hinsichtlich der *Erinnerung an die Diagnosestellung* sind aufgrund mangelnder Relevanz für die Wünsche und Bedürfnisse hinsichtlich der Transition nicht berücksichtigt worden.

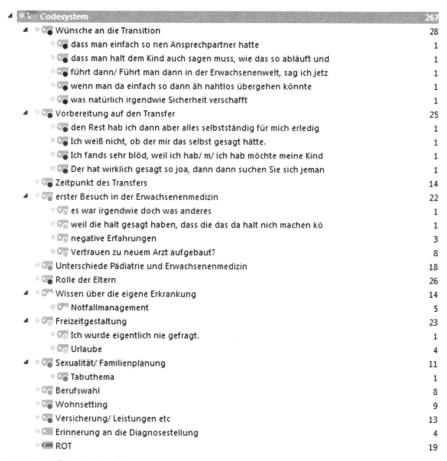

Codesystem	267
⬛ Wünsche an die Transition	28
⬛ dass man einfach so nen Ansprechpartner hatte	1
⬛ dass man halt dem Kind auch sagen muss, wie das so abläuft und	1
⬛ führt dann/ Führt man dann in der Erwachsenenwelt, sag ich jetzt	1
⬛ wenn man da einfach so dann äh nahtlos übergehen könnte	1
⬛ was natürlich irgendwie Sicherheit verschafft	1
⬛ Vorbereitung auf den Transfer	25
⬛ den Rest hab ich dann aber alles selbstständig für mich erledig	1
⬛ Ich weiß nicht, ob der mir das selbst gesagt hätte.	1
⬛ Ich fands sehr blöd, weil ich hab/ m/ ich hab möchte meine Kind	1
⬛ Der hat wirklich gesagt so joa, dann suchen Sie sich jeman	1
⬛ Zeitpunkt des Transfers	14
⬛ erster Besuch in der Erwachsenenmedizin	22
⬛ es war irgendwie doch was anderes	1
⬛ weil die halt gesagt haben, dass die das da halt nich machen kö	1
⬛ negative Erfahrungen	3
⬛ Vertrauen zu neuem Arzt aufgebaut?	8
⬛ Unterschiede Pädiatrie und Erwachsenenmedizin	18
⬛ Rolle der Eltern	26
⬛ Wissen über die eigene Erkrankung	14
⬛ Notfallmanagement	5
⬛ Freizeitgestaltung	23
⬛ Ich wurde eigentlich nie gefragt.	1
⬛ Urlaube	4
⬛ Sexualität/ Familienplanung	11
⬛ Tabuthema	1
⬛ Berufswahl	8
⬛ Wohnsetting	9
⬛ Versicherung/ Leistungen etc	13
⬛ Erinnerung an die Diagnosestellung	4
⬛ ROT	19

Abbildung 6: Übersicht über die verwendeten Codes

In Anbetracht der Nutzung der Software MAXQDA orientieren sich die nachfolgenden Zitationsverweise an den von der Software vorgegebenen Nummerierungen der einzelnen Absätze.

Das zentrale Phänomen: Das Bedürfnis nach Sicherheit durch einen Ansprechpartner

Der Rückblick auf die eigene Transition löst bei den Jugendlichen und jungen Erwachsenen gemischte Gefühle aus: *„Also ich sag mal so, es hätte wirklich besser laufen können!"* [I6; Absatz 77]. Zwar sei den Betroffenen der bevorstehende Wechsel der Ärzte und des Versorgungssettings *„irgendwo klar"* [I6; Absatz 37], nichts desto trotz beschreiben sie, dass der Prozess *„etwas anders als geplant"* [I6; Absatz 55] abgelaufen sei. So wird das Anliegen nach dem *„einfach so dann äh nahtlos übergehen"* [I2; Absatz 107] können betont. Neben dem Wunsch nach Kontinuität ist ein weiterer Kritikpunkt, *„dass man sich ganz viel selbst kümmern muss"* [I3; Absatz 229], was die fehlenden oder nicht für alle zugängigen Hilfsangebote im Transitionsprozess unterstreicht. Das starke Bedürfnis nach Sicherheit steht im Vordergrund. Demzufolge bemängeln die Jugendlichen und jungen Erwachsenen gerade bezüglich der ambulanten Versorgung den fehlenden Informationsfluss: *„Ich hätte einfach gerne die Infos gehabt"* [I6; Absatz 47] und berichten von sehr wenig bis gar keiner Unterstützung durch die Pädiatrie bei dem Weg in die Erwachsenenmedizin: *„ja ambulant war es eigentlich eher: „Joa dann such ich mir jetzt mal nen Erwachsenenrheumatologen" und dann bin ich dahin gegangen. Und das wars eigentlich. Also das war eher ne Art Transfer."* [I4; Absatz 37].

Weiterführend wird durch die Befragten als sehr positiv beschrieben, wenn die Möglichkeit bestand, *„dass man einfach so nen Ansprechpartner hatte"* [I5; Absatz 52], da dies den Jugendlichen und jungen Erwachsenen *„einfach die Unsicherheit nehmen"* [I6; Absatz 87] würde. Wer die Rolle dieses Ansprechpartners übernehmen könnte bleibt offen, beziehungsweise wird diese fehlende Begleitung im Prozess entweder zusätzlich durch involvierte Ärzte oder die Eltern gestemmt. So berichtet beispielsweise eine Teilnehmerin, dass diese Rolle von ihrem alten bereits pensionierten Kinderarzt übernommen worden ist: *„Wir hatten auch immer noch Kontakt zu dem alten Arzt, also der hat zwar nicht mehr praktiziert, aber ähm der hat das auch noch so trotzdem bisschen mitbetreut"* [I6; Absatz 29]. Selbsthilfegruppen hingegen werden in der Adoleszenz von den Betroffenen nicht gerne in Anspruch genommen:

„Ich kannte die Rheumaliga zu dem Zeitpunkt, ich wusste auch, dass die was für junge Rheumatiker haben. Allerdings ähm (.) wollte ich davon nicht so wirklich was von wissen, weil ich n paarmal geguckt hatte und ich fand das alles/ junge Rheumatiker gehen ja bis, ich glaube 40 bei der Rheumaliga und da hab ich mich halt überhaupt nich zugezählt und deswegen hab ich da auch nicht groß geguckt." [I4; Absatz 51].

Die Jugendlichen fühlen sich Selbsthilfegruppen nicht zugehörig: *„ich hatte eigentlich nie irgendwelche Probleme, dass ich irgendwie (.) unglücklich war oder sonst was."* [I2; Absatz 157], sodass dort genauso wie durch Seminare oder Schulungen keine Hilfe eingefordert wird: *„Ich glaube sogar ich hätte da noch weiterhin hingehen können, aber ja, wie sacht man so schön, es war uncool."* [I6; Absatz 167]. Nichts desto trotz fehlen den Betroffenen wichtige Informationen und die Frage, wer diese Aufklärung und Unterstützung übernehmen soll, wird folgendermaßen beantwortet: *„Ja wenns überhaupt jemand gemacht hätte, wäre es schon schön gewesen!"* [I₆; Absatz 91].

Wünsche an die Transition - „Wechsel ist sicher immer nich ganz leicht"
[I₅; Absatz 106]

Die Befragten haben viele Vorschläge, wie die Transition sowie insbesondere der Transfer angenehmer gestaltet werden könne. Diese Wünsche sind im Folgenden dargestellt und abschließend in Abbildung 6 zusammengefasst. Auch hierbei verdeutlicht das formulierte Bedürfnis nach dem Zugang zu wichtigen Informationen: *„Ich hätte einfach gerne die Infos gehabt"* [I₆; Absatz 47], den Mangel eines zuständigen und erreichbaren Ansprechpartners. So erwarten die Betroffenen diese Leistung von den Versorgungsteams, diese findet jedoch in vielen Fällen nicht in der erwünschten Form statt:

> *„Also was ich schön gefunden hätte, wäre wirklich, wenn man eher das Gespräch gesucht hätte, wenn man mir nochmal genauer erklärt hätte, was mich da jetzt erwartet, wenn nochmal Tipps gegeben hätte, ähm wenn man auch einfach sich als neuer Hausarzt wirklich Zeit genommen hätte."* [I₆; Absatz 79].

Somit wird deutlich, dass viele wesentliche Hinweise gar nicht oder erst sehr spät gegeben werden und die Betroffenen wünschen sich, *„dass man da von Anfang an schon vorher vielleicht n paar Informationen bekommt"* [I₅; Absatz 54] und erachten es dementsprechend als sehr wichtig,

> *„dass man das früher anfängt mit dem Wechsel, dass man dem Kind, was jetzt im heranwachsenden Alter is, ähm (.) halt schon früher sagt, also ich hab jetzt gesagt über zwei Jahre, aber es geht auch über ein Jahr. Ähm, dass man halt den Arzt wechseln muss, dass man halt dem Kind auch sagen muss, wie das so abläuft"* [I₃; Absatz 229]

Zudem wird generell durch den Wunsch nach

> *„mehr Vorbereitung, (.) ähm, dass er vielleicht in den letzten Terminen, den ich bei ihm äh hatte (.) etwas mehr noch drauf eingegangen wäre, was die Unterschiede sind, vielleicht? Zwischen jetzt der Kinderrheumatologie und der Erwachsenenrheumatologie oder dass er vielleicht ähm (.) ja so ganz langsam aufbauend halt ähm sich der Erwachsenenrheumatologie vielleicht ein bisschen angeglichen hätte"* [I₄; Absatz 73]

erneut das Bedürfnis deutlich, dass die Unsicherheit und Unwissenheit über den bevorstehenden Wechsel und die weitere Behandlung die Jugendlichen und jungen Erwachsenen belastet. Folglich mangelt es ihnen an Aufklärungsgesprächen und der Zeit, in denen wichtige Fragen gestellt werden können. Für die Betroffenen ist es *„auf jeden Fall hilfreich, wenn der Arzt äh direkt antwortet oder halt äh nichts dagegen hat, wenn man da spontan erscheint"* [I₂; Absatz 101].

Damit die Betroffenen diese Leistungen nicht alleine von den Versorgerteams einfordern müssen, wird auch an dieser Stelle wieder betont, wie hilfreich für sie jemand zuständiges gewesen wäre:

> *„Ich glaube in der Situation war ich auch einfach damit überfordert. Ich meine, wenn man denn da mit 16 sitzt, dann setzt man sich da ja jetzt nicht hin und sagt zu der Hausärztin: „Hören Se ma, könn Se mal bitte mal genauer gucken und überhaupt!" Das macht man ja nicht. Da ist man ja eigentlich eher schüchtern und zurückhaltend und ich glaube, wenn da jemand auch helfen würde, ähm das wäre schon gar nicht mal schlecht. [I₆; Absatz 87].*

In diesem Zusammenhang sind auch die Geschlechterrollen zu berücksichtigen. So wird betont, wie gut es tut, mit jemand Dritten zu reden: *„da ist man dann auch glaub ich offener, als wenn man ähm ja nem Arzt gegenübersitzt. Gerade als Frau vielleicht auch nem männlichen Arzt gegenübersitzt"* [I₆; Absatz 159].

Des Weiteren wird durch die Probanden konkret der Wunsch nach entsprechenden Empfehlungen durch die Pädiatrie bezüglich der Weiterbehandlung in der Erwachsenenmedizin formuliert. *„Einfach nur, wenn man schon mal die Infos hat, das würd einem ja die Entscheidung schon mal leichter machen"* [I₆; Absatz 95]. Zwar ist bewusst, dass *„Ärzte dürfen ja nicht empfehlen"* [I₄; Absatz 77], dennoch hätten sie sich *„einfach besser vorbereitet gefühlt, weil ich mein die Ärzte untereinander kennen sich ja auch und dann hätte man vielleicht ja auch sowieso nochmal nen Tipp geben können, so: „Gehen Sie doch zu dem oder zu dem!"'"* [I₆; Absatz 43]. Um nicht die Berufsordnung im Sinne von § 31 Abs. 2 zu verletzen und somit die Wahlfreiheit der Patienten bezüglich der Gesundheitsdienstleister zu gewährleisten (Bundesärztekammer, 2015), ist der Vorschlag einer *„Ärzteliste"* [I₅; Absatz 56] beachtenswert. Nichts desto trotz, kann auch so den Jugendlichen und jungen Erwachsenen nicht die unangenehme Besorgnis erspart werden, dass der Betroffene *„selber testen muss, geh ich da jetzt hin, dieses Gefühl erstmal einen zu finden, obs der Richtige ist"* [I₅; Absatz 52].

Weiterführend wird vorgeschlagen, dass der Erstkontakt mit dem weiterbehandelnden Mediziner noch in der Kinderklinik im Sinne einer 6-Augen-Sprechstunde erfolgt. Das eine Einladung an den Erwachsenenmediziner erfolgt, *„also zu der Kinderklinik und sich dann halt so kennen lernen. Das der dann halt sagt was so kommt und so."* [I₃; Absatz 91]. Den Patienten *„führt man dann in der Erwachsenenwelt, sag ich jetzt mal so- ein."* [I₃; Absatz 89].

Als eine weitere Möglichkeit für einen erfolgreichen Wechsel wird ein Überleitungsbogen, *„wo halt alles drin steht, was so in den letzten Jahren behandelt wurde, wo irgendwelche Auffälligkeiten waren, was für Medikamente ich dann bekommen hab"* [I₁; Absatz 83], in Anlehnung an einen sehr ausführlichen Arztbrief, gesehen. So verschaffe es den Betroffenen Sicherheit:

> *„Ich glaube, wenn ich diesen Brief jetzt nicht hätte, wär ich viel unsicherer dahin zu gehen und ähm würde auch das Vertrauen, dass er mich dann so gut behandelt wie mein alter*

Lungenarzt, wäre nicht da. Das ist dadurch natürlich viel besser! Also ich glaube, dass das echt ne gute Lösung war!" [I₁; Absatz 87].

So herrscht Konsens darüber, dass *„wenn man alle Informationen von einem Patienten hat, kann man auch besser behandeln, als wenn man nur den aktuellen Zustand sieht und gar nicht weiß, was schon in der Vorgeschichte alles passiert ist"* [I₆; Absatz 83].

Abschließend wird als weiterer Vorschlag, um den Übergang nicht so abrupt zu gestalten, der Hinweis gegeben, nicht im akuten Krankheitsschub, sondern während einer Remissionsphase den Arzt zu wechseln, denn *„für mich war es ebend einfach sehr sehr wichtig, dass ich vorher schon mal da war, (.) dass ich jetzt nicht in meiner akuten Situation erst suchen musste, wo gehst du vielleicht hin und bist am Ende doch nicht zufrieden."* [I₅; Absatz 52].

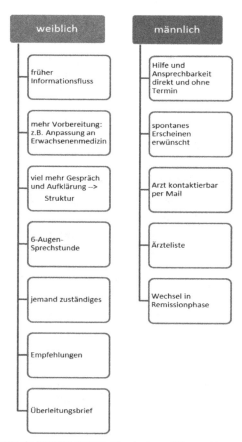

Abbildung 7: Übersicht Wünsche bezüglich der Transition der Jugendlichen und jungen Erwachsenen

Rolle der Eltern-
„Meine Eltern waren immer da. Aber das wär vielleicht auch gar nicht nötig *gewesen."*
[I₁; Absatz 33]

Die Eltern der Jugendlichen und jungen Erwachsenen sind ein wichtiger Partner bezüglich des Krankheitsmanagements und der Transitionsbestrebungen. Die Befragten sind sich zudem bewusst, dass sie *„von zu Hause sehr gut unterstützt"* [I₅; Absatz 102] werden und dass die Eltern *„da sehr viel gemacht haben, dass es mir jetzt besser geht. (.) Und sehr viel auf die Behandlung gesetzt haben als Kind."* [I₁; Absatz 79].

Durch die Interviews wird deutlich (s. die vielen Codes zu *Rolle der Eltern* in Abbildung 6), dass die Eltern sehr stark in die Lebenswelten ihrer Kinder bis in das Erwachsenenalter involviert sind. In den meisten Fällen begleiten die Eltern ihre Kinder zum Arzt sowohl in der Pädiatrie als auch in der Erwachsenenmedizin: *„also die waren auch immer mit"* [I₁; Absatz 29], übernehmen wichtige Fahrdienste: *„dann ähm kommen halt meine Eltern und wir fahren dann mit dem Auto sofort dahin"* [I₃; Absatz 179], informieren sich: *„also meine Eltern sind sicherlich sehr gut über Leistungen, auch in der Hinsicht, informiert"* [I₁; Absatz 77], treffen schwierige Entscheidungen: *„aber meine Eltern haben da halt gefra/ äh, das nicht gemacht als die Frage kam, brauchen sie einen Behindertenausweis für meine Zukunft halt"* [I₃; Absatz 219] und kontrollieren die Therapie: *„wenn ich das Trinken mal vergesse, dann erinnert mich mal meine Mama. Die sagt/ fragt dann am Abend: „Und hast du gut, viel getrunken?" und wenn ich/ manchmal lüg ich und sag: „Jaa hab ich!""* [I₃; Absatz 155]. Auch sorgen sie sich über die psychische Gesundheit ihrer Kinder: *„Und ähm meine Eltern meinten damals auch so von wegen, „Ja wie wär so ne Gruppe mit Betroffenen, damit du da mal n paar (.) Gleichaltrige so kennen lernst?""* [I₂; Absatz 157] und leisten emotionale Unterstützung bei den Arztterminen: *„Ich wollte halt einfach, dass sozusagen noch jemand mithört, mitguckt"* [I₄; Absatz 67].

Auch bezüglich der Transition übernehmen die Eltern entscheidende Aufgaben und leisten dadurch einen Betrag für die kontinuierliche Betreuung. So sind sie häufig verantwortlich, dass überhaupt grundlegende Informationen gegeben werden:

> *„Als ich 16 war, also da hab ich halt gefragt wie lang ich denn noch hier bleiben darf, weil meine Mutter mich darauf Aufmerksamkeit gemacht. Das war als wir halt beim Kontrolltermin waren und da hab ich meinen Arzt halt äh gefragt"* [I₃; Absatz 35].

Des Weiteren stellen sie durch persönliche oder gegebenenfalls durch berufliche Kontakte wie z.B. dem *„Chefarzt da im Krankenhaus, wo eben auch mein Vater gearbeitet hat und ähm die kannten sich eben alle"* [I₁; Absatz 23] die Weiterbehandlung sicher. Teilweise läuft über die Eltern auch die Vorbereitung und gezielte Unterstützung: *„Die haben dann auch noch mit denen telefoniert"* [I₃; Absatz 53] sowie teilweise sogar das Transitionsgespräch:

> *„Ich glaube meine Eltern hatten zu dem Zeitpunkt mehr damit zu tun. Also ich glaube mit meinen Eltern hatte er schon gesprochen. Also die waren auch mal alleine da. (.) Ähm weil da auch irgendwie die Unsicherheit bestand, gerade weil der andere Kinderarzt halt so nen Facharzt war und Hausärzte sich vielleicht ja unbedingt mit Hautkrankheiten nicht unbedingt auskennen […] Ich war gar nicht eingeladen. Also ich hab das/ irgendwann ähm, sachte meine Mutter: „Ja ich hab gleich nen Termin." und ich so: „Ja warum?" (.) „Ja geht darum, dass du ja den Arzt wechseln musst." Da hab ich gesagt: „Ja aber das betrifft ja eigentlich mich!" (.) Aber ja keine Ahnung, das haben meine Eltern für mich geklärt!* [I₆; Absatz 31 & 35].

Zudem begleiten sie häufig die Kinder zu den ersten Terminen in der Erwachsenenmedizin: *„Ich bin halt mit meiner Mutter dahin gegangen"* [I₄; Absatz 67].

Trotz, oder gerade, aufgrund der vielen Unterstützung müssen die Jugendlichen und jungen Erwachsenen lernen, Eigenständigkeit im Krankheitsmanagement zu übernehmen und sich teilweise gegen ihre Eltern durchzusetzen, da *„natürlich äh, ich sag mal, mischen sich Eltern auch noch ein und äh sagen dann so, sagen dann noch irgendwas"* [I₂; Absatz 63], wenn sie ihre Kinder in die Sprechstunde begleiten. Strategien dafür sind Aussagen wie: *„Also da braucht ihr nicht mitkomm. Das ist ja dann auch langweilig für euch"* [I₂; Absatz 67].

Auch die Formulierungen der Befragten machen deutlich, wie stark die Eltern noch bis in die Erwachsenenmedizin hinein in die Prozesse integriert sind:

> *„Letztendlich hat er dann, wie gesagt, gesagt, dass es besser wäre, wenn wir uns nen neuen Arzt suchen und ähm da warn wir halt nen bisschen schockiert, weil wir mit sowas nie gerechnet hätten, aber andererseits waren wir dann auch froh, dass wir ähm dann tja endlich n anständigen/ also n Arzt gefunden haben mit dem wir gut zusammenarbeiten können".* [I₂; Absatz 83].

Vorbereitung auf den Transfer -
„Eigentlich wurd da nur gesagt „Tschüss" und der nächste hat „Hallo" gesagt."
[I₆; Absatz 21]

Die Jugendlichen und jungen Erwachsenen berichten kaum von Vorbereitung oder Hilfestellungen durch die Pädiatrie bezüglich des Versorgungswechsels. Zwar kommt der Transfer nicht allzu überraschend, *„weil ich mein man kricht ja so mit, welches Klientel im Wartezimmer sitzt und ähm (.) da ist man dann halt einfach zu alt für. Das merkt man ja selber"* [I₆; Absatz 39]. Dennoch bleibt unklar, wann die entscheidenden Hinweise durch die Pädiatrie gegeben worden wären: *„Ich weiß nicht, ob der mir das selbst gesagt hätte."* [I₃; Absatz 131]. Eine hohe Eigeninitiative ist hierbei unabdingbar. So berichten die Befragten von sehr plötzlichen bis hin zu ganz abrupten Versorgungsabbrüchen: *„Bei dem Kinderarzt wurden wir quasi äh (.) ja rausgeschmissen."* [I₂; Absatz 79] und der Schwierigkeit überhaupt einen Erwachsenenmediziner für die Weiterbehandlung zu finden:

„Wir hatten schon von/ von Freunden und ja Verwandten gehört äh, (.) ja von anderen Ärzten gehört und haben/ und haben da auch ähm uns dann mit denen in Verbindung gesetzt und ähm (.) manche Erwachsenenpraxen haben dann auch gesagt, dass sie keine äh Patienten unter 18 nehmen" [I2; Absatz 91].

Einige Probanden erhielten durch den Pädiater den Hinweis, *„man solle sich schon mal vielleicht vorher informieren"* [I5; Absatz 40] und in einem *„relativ stabilen Zustand"* [I5; Absatz 36] wechseln. Einzig eine Probandin besuchte hinsichtlich der Vorbereitung auf die Transition, jedoch im stationären Setting einer Übergangsstation, eine Schulung:

„Also in Sendenhorst gabs äh Schulungen, halt um was über die Erkrankung zu erfahren und sowas. Das hab ich auch/ ähm da lief auch/ (.) fing eine direkt an als ich das erste Mal stationär da war, deswegen hab das beim ersten Aufenthalt alles so mitgekriegt. Ähm. (.) Aber so speziell auf die Transition gabs ähm (.) gabs nicht irgendwie weitere Hilfestellungen. Also ich weiß, dass die im Krankenhaus recht viel machen, damit man seine eigene Erkrankung ähm kennen lernt und dass man halt auch selber Sachen ähm beim Arzt anspricht. Also das nicht alles vom Arzt kommt. Aber ähm (.) sonst so irgendwie (.) Sachen wirklich speziell über die Transition, so direkt darauf abgestimmt hab ich eigentlich erst kennen gelernt als die Transition bei mir schon (.) gelaufen war. [I4; Absatz 47].

Somit wird deutlich, dass auch bezüglich dieser Kategorie die Betroffenen wesentliche Informationen über die Transition vermissen, welche für sie jedoch frühzeitiger erforderlich gewesen wären, um den Transfer aktiv mitvorzubereiten.

Zeitpunkt des Transfers – „Ich mach nen kompletten Cut!"
[I5; Absatz 32]

Die pädiatrischen Versorgerteams setzten sich dafür ein, den Zeitpunkt des Transfers an andere Umbrüche im Leben ihrer Patienten anzupassen:

„Und dann machen wir das, wenn das halt von deinem anderen/ von deiner Umgebung her passt und wenn du da einen Wechsel hast. Zum Beispiel ähm nen Schulwechsel, oder halt dein Abitur machst und dann anfängst zu studieren, dann gucken wir halt, dass wir ähm dann probieren den Übergang zu machen." [I4; Absatz 57].

Somit wird deutlich, dass die Ärzte einerseits versuchen, auf die Lebenswelt ihrer Patienten Rücksicht zu nehmen, während andererseits darauf Wert gelegt wird, dass der Wechsel in einer Remissionsphase stattfindet: *„mit 19, war zu dem Zeitpunkt noch bei meinem Kinderarzt und auch in einem (.) relativ stabilen Zustand, habe damals dann gesagt nach meinem Abitur"* [I5; Absatz 32].

Trotz des Hinweises, *„man solle sich schon mal vielleicht vorher informieren"* [I5; Absatz 40] und in einem *„relativ stabilen Zustand"* [I5; Absatz 36] wechseln (s. Vorbereitung auf den Transfer), wird der erste Besuch in der Erwachsenenmedizin häufig doch während eines akuten Krankheitsschubs oder in einer Notfallsituation gestaltet.

„Das war auch ne blöde Situation. Es war eben Freitagnachmittag, wo es eben immer blöd ist ins Krankenhaus zu gehen oder zum Arzt, und es war/ da war ich relativ neu in Kassel und hatte einfach, eben ne Erkältung, die sehr stark (.) ähm schlimmer geworden ist und ähm ich hatte eben schon vorher mal die Situation, dass daraus dann wirklich nen extremer Asthma/ Asthmaanfall entstanden ist. Wo ich halt auch nich mehr/ eben nicht mehr gehen konnte." [I₁; Absatz 91].

Zudem ist auffällig, dass teilweise der Wechsel trotz der Bestrebungen nicht an den Patienten orientiert ist, sondern durch Krankheit: *„Also ich war bei meinem Kinderarzt in ähm Werne und der kannte sich halt mit dem Thema eigentlich ganz gut aus. Der war halt ähm auch generell darauf spezialisiert. Der ist dann aber leider schwer krank geworden"* [I₆; Absatz 179] oder den Ruhestand des Kinderarztes bedingt ist: *„Mein Kinderarzt ist als ich 14 war in Rente gegangen und dadurch bedingt bin ich dann zu mei/ zum Erwachsenarzt/ zum Lungenarzt gekommen"* [I₁; Absatz 15].

Aufgrund des nicht konkret festgelegten Zeitpunktes des Settingwechsels stellt sich die Frage nach dem richtigen Zeitpunkt für die Betroffenen. Hingegen vieler Vermutungen möchten viele der Betroffenen gar nicht länger in der Pädiatrie bleiben: *„Nee, nee nicht ein bisschen mehr Zeit"* [I₃; Absatz 89], sondern vielmehr ist ihnen eine klare Struktur wichtig. So wird das Konzept einer Klinik bestärkt:

„Da hat ich halt eine Übergabe ähm ja Sprechstunde oder eine Übergabe ähm mit dem Kinderrheumatologen und dem Erwachsenenrheumatologen zusammen, (.) ähm und da hat eigentlich der Kinderrheumatologe hm meinen ganzen Verlauf erklärt und hat einmal dargestellt [...] und der Erwachsenenrheumatologe hat sich dann Notizen gemacht. Und dann/ das war halt auch so ne Art Abschlussgespräch für mich dann in der Klinik und ähm dann äh war der stationäre Aufenthalt beendet und dann beim nächsten Mal kam ich zu den Erwachsenenrheumatologen." [I₄; Absatz 35].

Erster Besuch in der Erwachsenenversorgung – „Es war irgendwie doch was anderes" [I₆; Absatz 61]

Der erste Besuch in der Erwachsenenmedizin ist für Jugendliche und junge Erwachsene ein großer Schritt, der auch mit Unsicherheiten und Unannehmlichkeiten behaftet ist: *„dieses Gefühl erstmal einen zu finden, obs der richtige ist, das ist ja (.) find ich das Unangenehme"* [I₅; Absatz 52]. So wissen die Betroffenen *„so gar nicht, was/ was jetzt passieren wird, wie der Neue ist"* [I₂; Absatz 93]. Bezüglich des ersten Besuchs besteht das Anliegen, neben dem Kennenlernen, feststellen zu können, *„ob man zufrieden mit dem Arzt ist und ob man sich bei diesem wohl fühlt oder ob man doch sagt, ich (.) such mir was anderes"* [I₅; Absatz 42].

Die Befragten berichten von ambivalenten ersten Kontakten. So ist es für die einen *„ne blöde Situation"* [I₁; Absatz 91], während die anderen, und hier insbesondere die männlichen Teilnehmer, davon berichten, *„es hat ganz gut geklappt, so wie ich des gemacht habe"* [I₅; Absatz 44]. Es wird deutlich, dass vor allem die Teilnehmer mit frühem Transferzeitpunkt sich anfänglich noch nicht ganz der Erwachsenenversorgung zugehörig fühlen: *„da waren halt nur erwachsene Leute und die haben auch immer son bisschen merkwürdig geguckt, wenn ich dann aufgerufen wurde"* [I₂; Absatz 37]. Dies wird dementsprechend auch so reflektiert:

> *„Ich weiß, dass ich ähm noch relativ jung war. Für ähm die Behandlung beim Lungenarzt (.) und dass die halt ein bisschen mehr erklären mussten und ähm, dass/ dass ich ein bisschen Angst vor meinem Lungenarzt hatte und auch die Mitarbeiter (.) ähm das erstmal bl/ ähm komisch fanden, dass ich so jung war als ich dorthin gekommen bin."* [I₁; Absatz 19].

Jedoch ist durch die Interviews auch erkennbar, dass ein Teil der Erwachsenenmediziner sehr bemüht ist, sich an die neuen Patienten anzupassen, sodass Letztere berichten, dass sie *„nicht wie ein Kleinkind behandelt, aber auch nicht so wie son Erwachsener"* [I₂; Absatz 38] versorgt worden. Wie wichtig ein erfolgreicher erster Kontakt in der Erwachsenenversorgung ist, zeigt sich durch den Vertrauensaufbau in den neuen Arzt:

> *„Ja, also mit dem neuen bin ich total zufrieden. Der ähm, der antwortet immer sofort, wenn man anruft, wenn man eine E-Mail schreibt, ähm man kann jeder Zeit zu ihm kommen, der ist IMMER offen für Gespräche, auch wenn man keinen Termin vereinbart hat und ähm (.) ja, man hat das Gefühl, dass man auch äh wirkl/ dass der einem auch wirklich helfen möchte. Dass er da alles für gibt."* [I₂; Absatz 43].

Dem entgegengesetzt berichtet der andere Teil der Teilnehmenden von keinem guten Start im neuen Versorgungssetting und weiteren Wechseln bis ein passender Arzt gefunden werden konnte:

> *„Und ja dann kam ich da hin, es war/ ich hab/ hatte relativ, also keine Probleme mit den Gelenken zu der Zeit und dann war es eigentlich so zehn Minuten ein bisschen reden „ja was machen Se?" Ich so „ja ich studiere" und „ja was denn?" und dann wurd das ein bisschen besprochen dann kam halt dieser Spruch mit ähm „Physiotherapie gibt's von mir erst wenn Knochen auf Knochen ist" ähm (.) ja und dann wurden die Medikamente aufgeschrieben und das wars eigentlich und (.) das ging halt erst nochmal, ich hatte halt n bisschen was anderes erwartet, ich hatte halt gedacht, dass er nach den Gelenken guckt und sowas deswegen war ich etwas ähm (.) ja enttäuscht würde ich nicht sagen, aber es war halt anders. Und dann danach fingen eigentlich die Probleme erst an. Und ähm - er hatte mir halt in dem ersten Gespräch gesagt, er wäre immer für seine Patienten da und wenn ich zum Beispiel über Nacht ein dickes Gelenk bekommen hätte, dann könnte ich auch ähm am nächsten Morgen anrufen und dann würden die mich dazwischenschieben, dann würde auf jeden Fall nen Termin bekommen und das war dann einmal so und dann hab ich keinen Termin bekommen. Ähm da wurde mir dann gesagt, dass ich doch bitte drei Monate warten sollte, ich wäre ja schließlich erst vor drei Wochen da gewesen. Und ähm - ja, das war dann halt so'n/ so'n/ das hat sich dann halt so durch gezogen mit der ähm Praxis und bei dem Arzt und deswegen hab ich dann mir, glaub ich, nach dem zweiten oder dritten Termin, da habe ich mir schon sofort/ oder zweiten Termin, glaub ich wirklich, hab ich mir sofort nen äh Termin ähm geholt bei einer anderen Ärztin."* [I₄; Absatz 67].

In anderen Fällen wird berichtet, dass trotz vorangegangenem Kontakt die Versorger die chronische Erkrankung *"irgendwie gar nich auf dem Schirm"* [I₆; Absatz 67] gehabt haben und unvorbereitet wirken:

"Man wusste nicht genau wer ich bin. Also ich hab mich da halt erst vorgestellt, was mein Problem ist und das ich jetzt bald wechsel und ob das da halt dann geht. Und dann wurde ich von der Sekretärin zur anderen Sekretärin zu der Sekretärin geschickt und dann irgendwann kam ich dann zu der Chefärztin" [I₃; Absatz 53].

So werden teilweise versorgungstechnisch Kompromisslösungen gefunden, sodass die Betroffenen selbst nicht richtig wissen, welchem Setting sie zugehören, da sie erklärt bekommen, *"dass die das da halt nich machen können, bin ich halt immer zu meinem Kinderarzt gegangen. Und die haben das da halt gemacht. Und dann äh haben die das immer aufgeschrieben und dem anderen Krankenhaus halt geschickt."* [I₃; Absatz 45].

Zusammenfassend wird durch die Interviews deutlich, dass die Betroffenen es für einen ersten Besuch in der Erwachsenenversorgung als positiv erachten,

"wenn man sich wirklich mal die Akten zusammen angeguckt hätte oder mal gesagt hätte: "So jetzt zeigen Sie mir mal ihre Probleme." Und einfach viel mehr Gespräch, nicht nur dieses schnell, schnell, schnell, sondern wirklich einfach ma Zeit für n Patienten nehmen und sagen: "So, Sie sind jetzt neu, jetzt haben wa ma eben ne halbe Stunde!"" [I₆; Absatz 81].

Unterschiede Pädiatrie und Erwachsenenversorgung -

"Dass das sicherlich beim Kinderarzt anders war!" [I₁; Absatz 31], berichten die Jugendlichen und jungen Erwachsenen und kennen inzwischen die Unterschiede der beiden Versorgungssettings gut. Doch wird an der Erkenntnis, ob dies bereits gegen Ende der pädiatrischen Behandlung ersichtlich war, gezweifelt: *"ob mir das zu dem Zeitpunkt* [in der Pädiatrie, mit 17 Jahren] *bereits bewusst war, das glaub ich nicht. Aber jetzt im Nachhinein schon, ja!"* [I₄; Absatz 59]. Außerdem herrsche das Vorurteil bezüglich der Erwachsenenmedizin, dass *"ja die Erwachsenenversorgung sehr schlecht"* [I₄; Absatz 43] sei. Auch hierbei wird erkennbar, dass Aufklärung und rechtzeitige Informationen, den Jugendlichen die Unsicherheiten bezüglich der kommenden Veränderungen in ihrer Gesundheitsversorgung reduzieren können.

Einerseits wird der Erwachsenenmedizin unterstellt, *"dass sie, ja auch nicht so viel Ahnung davon hat, jetzt gerade in dem Fall."* [I₆; Absatz 49] und aufgrund dessen *"gerne Überweisungen"* [I₆; Absatz 71] ausstellt. Auch gilt das Setting als *"nicht mehr so schön"* [I₃; Absatz 81] und wird beschrieben als *"nicht mehr so schön farbig, so alles nur noch in weiß (.) und gibts keine Sendung mit der Maus Bilder mehr"* [I₃; Absatz 83]. Zusätzlich wird bemängelt, dass *"bei der Hausärztin war einfach immer rappelvolles ähm Wartezimmer und ähm ja die hat halt zwar einmal kurz geguckt, aber so wirklich intensiv drauf eingegangen ist sie einfach nich."* [I₆; Absatz 49]. Andererseits empfinden es die Betroffenen dem gegenüber als sehr positiv, dass sie in der Erwachsenenmedizin *„auf einmal mit „Sie" angesprochen"* [I₂; Absatz 37] werden und *„dass ich auch mal alleine Gespräche mit ihm führen darf"* [I₁; Absatz 29] und die Jugendlichen und jungen Erwachsenen dadurch zum Hauptansprechpartner für den Arzt werden:

> *„Auf jeden Fall, also ICH werde immer direkt gefragt und meine Eltern/ ähm, und ich erzähle auch äh wie ich (.) momentan behandele, wie es mir geht und ähm, ja lauter solche Sachen und [...] also ich bin schon da äh der Hauptansprechpartner."* [I₂; Absatz 63].

Des Weiteren ist es auch möglich, dass der Wechsel *„persönlicheren Kontakt"* [I₅; Absatz 46] zum Mediziner mit sich bringt, da die Behandlung häufiger in einer Praxis stattfindet und dadurch nicht mehr in eine (pädiatrische) Klinik integriert ist.

Ambivalent hingegen werden jedoch die Unterschiede zwischen Pädiatrie und Er-wachsenenmedizin in Bezug auf die Behandlungsmethoden und -möglichkeiten diskutiert. Auf der einen Seite gilt die Pädiatrie als gründlicher: *„Also der Kinderarzt hat sich viel mehr Zeit für einen genommen. (.) Ähm, der hat sich das auch irgendwie viel genauer angeschaut und hat auch wirklich ähm viel Fragen gestellt, nochmal genau drauf geguckt, wann wirds besser"* [I₄; Absatz 49], während auf der anderen Seite die Erwachsenenmedizin teils als fachlicher geahndet wird: *„Von der Untersuchung her/ war man da halt ähm beim nem Spe-zialisten/ dann hatte man natürlich ganz andere Gerätschaften"* [I₁; Absatz 31]. Weiterführend ist die gegensätzliche Art der Therapie Thema. Während einige der Befragten den offeneren Umgang mit Methoden und Medikamenten gut finden: *„Mit dem Neuen bin ich dann zich ver-schiedene äh Behandlungsmethoden durchgegangen bis wir dann endlich äh ne passende gefunden haben (.) und damals beim Kinderarzt der hat halt an einer bestimmten Behand-lungsmethode dran festgehalten"* [I₂; Absatz 101], wird dies von anderen als schlecht ange-sehen: *„Aber Medikamente, da hat er gar nicht mit der Wimper gezuckt, da hätte ich mir auch äh direkt für ein halbes Jahr ne Dosis ähm Cortison/ hätte er mir direkt aufgeschrie-ben."* [I₄; Absatz 63]. Wiederum wird klar geschildert, dass in der Pädiatrie Prävention zumin-dest gleichgesetzt mit Therapie ist und so ein präventiver Ansatz verfolgt wird: *„Kinder krie-gen ja irgendwie noch einfacher eine Kur hab ich das Gefühl gehabt"* [I₆; Absatz 59], wäh-rend Prävention und Kuration in der Erwachsenenmedizin klar zu wenig Aufmerksamkeit erhält und die Behandlung eher defizitorientiert behaftet ist.

> *„Ähm/ man kriegt andere Therapien aufgeschrieben beziehungsweise beim Kinderarzt habe ich durchgehend Physiotherapierezepte bekommen, da wurde dann auch gar nicht nachge-fragt oder drüber nachgedacht, das war halt Standard so. Bei meiner Erwachsenenrheuma-tologin krieg ich keins/ krieg ich kein Rezept. [...] mein erster Erwachsenenrheumatologe ähm, der hat auch gesagt, ja von wegen, „also Physiotherapie, ähm, würde ich Ihnen schon mal vorab sagen, gibt's bei mir erst wenn Knochen auf Knochen ist." Also, ne?"* [I₄; Absatz 61 & 63].

Zudem müssen alle Jugendlichen und jungen Erwachsenen bezüglich der unterschieden Settings lernen,

> *„dass man bestimmte Sachen selber ansprechen muss, also zum Beispiel wenn man Probleme mit dem Schlafen hat, dann ist das nicht so, dass der Arzt das abfragt bei ner Visite sondern dass man es aktiv ansprechen muss. Ähm, sonst denkt der Arzt, es ist alles ok. Nur wenn/ wenn halt echt irgendwas extrem auffällig ist, dass er dann nachfragt.“* [I₄; Absatz 61].

Krankheitsbezogenes Wissen – „Man muss halt wirklich aufpassen!“
[I₆; Absatz 111]

Die Betroffen besitzen bezüglich dieser Kategorie ein hohes Grundwissen. Vor allem wird in diesem Zusammenhang der ergiebige Austausch *„mit anderen Betroffenen/ dass/ da waren halt welche aus allen Altersgruppen und die haben einem auch man nen Tipp gegeben"* [I₆; Absatz 157] betont.

Die Befragten können teilweise ausmachen, wodurch ein Schub ihrer Erkrankung verursacht worden ist und wie sich dies äußert, denn *„dann krieg ich das halt wirklich punktuell da wo mich das Allergen quasi getroffen hat."* [I₆; Absatz 107] und berichten von selbst entwickelten Strategien zur Bewältigung des Alltags:

> *„Ich hab mir mal so nen Plan gemacht, das heißt, ich muss, ich trinke ja jeden Tag um die drei bis vier Liter [...] Und äh das teil ich mir dann immer pro Tag auf. Also am Tag so (.) morgens, mittags, abends."* [I₃; Absatz 161-163].

Auch kennen sie sich mit ihren Grenzen aus, auf welche es zu achten gilt, zum Beispiel bezüglich der Ernährung. *„Wenn du DAS isst, da ist das und das noch mit drin, musste da drauf aufpassen und DAS könnte ne Allergie auslösen."* [I₆; Absatz 159] und haben ihre persönlichen Methoden zur Linderung von den Symptomen der chronischen Erkrankung entwickelt:

> *„Ich nehme momentan eigentlich nur äh ne Creme, die hab ich mir ähm, die lass ich mir immer auf Föhr anrühren. Das ist so ne spezielle Sonnenblumencreme, ähm die hilft mir eigentlich immer ganz gut, weil ich krich das halt schubweise oder wenn ich halt auf irgendwas reagiere und ähm, ja die nehm ich. Aber ansonsten so keine Medikamente."* [I₆; Absatz 15].

Fernerhin sind die Jugendlichen und jungen Erwachsenen mit ihren Medikamenten vertraut und wissen, zu welcher Therapie diese dienen:

> *„Ich krieg MTX, also Methothrexat. Ähm das wurd [...] vorgestern von meiner Rheumatologin erhöht auf 25mg, davor hatt´ ich 20 genommen. Dann nehme ich Quensyl (.). [...] Das ist jetzt halt seit n paar Monaten meine Basistherapie. Und dann nehm ich halt noch so Bedarfsmedikamente, ähm wie Schmerzmittel, ähm und ähm eventuell, äh weil ich aktuell eine Entzündung hab, eventuell wenns dann nötig is Kortison. [...] Achso und Folsäure natürlich noch wegen des MTXs."* [I₄; Absatz 27-33].

Notfallmanagement

Auch bezüglich des Notfallmanagements haben die Jugendlichen und jungen Erwachsenen mit chronischer Erkrankung gelernt, die eigenen kritischen Situationen zu erkennen; sie wissen wie diese entstehen oder verschlimmert werden können und können dementsprechend reagieren. So berichtet eine Probandin über Stress:

> *„Wenn ich halt von einer langen Zeit rum/ ein Tag ist ok, aber wenn das so eine Woche lang geht, dann merk ich schon langsam, dann krieg ich so einen Druck im Kopf und ich bekomme schnell Kopfscherzen und dann hilft es, wenn ich ganz viel trink- dann muss ich an einem Tag ganz viel trinken halt."* [I₃; Absatz 107].

Auch haben sie die Kompetenz erworben, dies in ihren Alltag zu integrieren und können damit umgehen:

> *„Wenn man sich nicht so gut fühlt, dass man sozusagen so n Notfallset vor Ort hat also ich, ich guck halt immer dass ich ähm für ein, zwei Tage zu essen im Gefrierschrank habe oder ähm halt mir wenigstens äh Essen machen kann und dass ich ähm Schmerzmittel da hab dass ich äh was zum Kühlen habe, solche Sachen."* [I₄; Absatz 85].

Zudem nehmen sie die Signale des eigenen Körpers wahr und können diese beschreiben. So sind beispielsweise *„mehr Kopfschmerzen und dann ähm (.) ist es/ ja und wenn einem dann auch schlecht wird, dann müsste man schon einmal (.) ähm, also ich gehe dann immer notfalls ins Krankenhaus dann"* [I₃; Absatz 109] ein Hinweis für eine kritische Situation. Eigene Strategien sind entwickelt worden, wie in solchen gehandelt werden kann: *„Dann würde ich auf jeden Fall, also würde ich erstmal meinen Eltern Bescheid sagen und dann wäre auf jeden Fall der nächste Schritt entweder zum Telefon (.) äh ne E-Mail schreiben oder direkt hinfahren"* [I₂; Absatz 135]. Oftmals sind hierbei die Eltern der Betroffenen ein wichtiger Partner und unterstützen ihre Kinder. So wird über Notfallsituationen berichtet: *„Die hab ich eigentlich oft nachts. Ähm da hab ich halt tierische Kopfschmerzen bekommen und hab mich halt auch schon übergeben und dann ähm kommen halt meine Eltern und wir fahren dann mit dem Auto sofort dahin."* [I₃; Absatz 179]. Die etwas älteren Probanden berichten hingegen, dass sie sich *„in so ner Situation wirklich eher mit den Ärzten beredet oder eben mit äh/ ja durch die DCCV, die Leute, die ich da kennen gelernt hab, die selber so/ die Erkrankung haben und ähm ja vielleicht besser Ratschlägen können"* [I₃; Absatz 70] ausgetauscht haben. Somit ist zu erkennen, dass sich hierbei die Rolle des Ansprechpartners bei Problemen mit zunehmendem Alter von den Eltern zu Gleichaltrigen oder den Professionellen verschiebt.

Den Betroffenen ist bezüglich des Notfallmanagements wichtig, dass der Ort der Versorgung schnell zu erreichen ist, *„weil im Notfall kann man nicht bis nach Bielefeld fahren"* [I₃; Absatz 55]. Zudem möchten sie dann nicht lange auf einen Termin warten, sodass eine schnelle Behandlung sehr positiv dargestellt wird: *„Dann bin ich halt da und es wird sich halt schon sofort halt um mich gekümmert. Ich brauch da nicht drei Stunden warten."* [I₃; Absatz 181]. Dies ist jedoch nicht immer der Fall. So wird auch über eine akute Situation berichtet, dass *„das war dann einmal so und dann hab ich keinen Termin bekommen. Ähm da wurde mir dann gesagt, dass ich doch bitte drei Monate warten sollte, ich wäre ja schließlich erst vor drei Wochen da gewesen"* [I₄; Absatz 67].

Freizeitgestaltung –
„dann verzichte ich darauf, bin vielleicht der Langweiler oder sonst was, aber (.) das s´ mir dann relativ egal"
[I₂; Absatz 147]

Die Betroffenen haben gelernt mit ihrer Erkrankung selbstbewusst umzugehen und sprechen offen darüber mit *„Lehrern und Freunden und Verwandten"* [I₂; Absatz 153]:

> *„Ich geh da relativ locker mit um oder sehr offen mit um. Hier in meinem Umkreis wissen es eigentlich alle, dass ich eine Erkrankung habe (.) und wissen das auch zu nehmen und wenn nicht, erzähle ich denen das auch gerne. Da hab ich keine Probleme mit!"* [I₅; Absatz 68].

Sie besitzen zudem ein hohes Wissen hinsichtlich dieser Kategorie und kennen beispielsweise *„natürlich so gesundes Essen, ungesundes Essen, Fast Food und so weiter, Rauchen, Alkohol, das wirkt sich ja alles eher negativ auf meine (.) Erkrankung aus. Von daher würde ich schon sagen, passe ich da eher auf."* [I₂; Absatz 145]. Zudem haben sie positive Erfahrungen durch die Offenheit im Umgang mit der chronischen Erkrankung gemacht und wissen, dass Freunde und Bekannte sich *„erkundigen […] wie es mir geht und ähm ja wenn ich denen das sage, dass ich das nicht möchte, n/ nicht essen will, trinken et cetera, dann verstehen die das auch."* [I₂; Absatz 151]. Auch aufgrund dieser Akzeptanz gestalten sie ihren Alltag sorgenfrei, wie die Gleichaltrigen ohne Erkrankung: *„Da mach ich mir eigentlich nicht so viele Sorgen, wie ich vielleicht tun sollte. Da/ also ist für mich keine so große Einschränkung."* [I₁; Absatz 61].

Auch bezüglich dieser Kategorie zeigt Abbildung 6 durch viele Codierungen, dass das Thema Freizeitgestaltung einen sehr großen Stellenwert und viel Platz im Leben der Jugendlichen und jungen Erwachsenen mit chronischer Erkrankung einnimmt. Die Betroffenen verbringen ihre Wochenenden gerne genauso wie die gesunden Gleichaltrigen: *„Ich tanz ja sehr gerne. Und ich geh auch sehr gerne mit Freundinnen halt aus."* [I₃; Absatz 189]. Trotz dessen müssen sie sich häufig erklären, insbesondere bei Nikotin- oder Alkoholkonsum, wenn die Gleichaltrigen *„dann darauf, sag ich mal, bestehen, dann/ dann bring ich die Fakten auch auf den Tisch. Dann erzähl ich ihnen das."* [I₂; Absatz 155]. Jedoch wirken die Befragten diesbezüglich sehr reif und kennen ihre Grenzen *„und wenns dann eben mal (.) da ist, dann bleibt man eben mal spontan zu Hause, aber man kanns ja erklären."* [I₅; Absatz 82]. So sehen sie *„da dann eher so MICH. Dass es mir dann besser geht."* [I₂; Absatz 147].

Vor allem bezüglich des Nikotinkonsums haben einige der Betroffenen negative Erfahrungen machen müssen. Während dies für einige von vornherein „überhaupt nicht in Frage" [I_2; Absatz 147] gekommen ist, haben die weiteren gelernt damit umzugehen und kommen damit „gut zurecht. Also ich hatte mal vielleicht so ne Phase wo ich ähm mal ein, zwei
Zigaretten geraucht hab. Aber ähm (.) nie irgendwie groß und ich wusste auch immer, dass
das negativen äääh Effekt auf die Krankheit hat." [I_4; Absatz 93]. Größere Schwierigkeiten
und Einschränkungen beschreiben die Betroffenen, die auch durch Passivrauchen direkt
beeinträchtigt sind.

> „Als Jugendliche haben viele meiner Freunde geraucht und dann hat ich natürlich auch
> Freunde, die da sehr (.) drauf geachtet haben, aber eher so die Bekanntschaften nehmen da
> natürlich nicht so Rücksicht und dann ist man natürlich schon öfters so auf Partys wo alle
> rauchen und dann ähm war das schon so das mir eigentlich danach tagelang meine Lunge
> wehgetan hat, aber ich auch nicht weggehen wollte und ich mich jetzt eigentlich son biss-
> chen dran gewöhnt hab. Dann ist das jetzt halt so, dass meine Lunge zwei Tage weh tut,
> wenn ich mich entschließe in einen Raucherraum zu gehen." [I_1; Absatz 57].

Bezüglich des Alkoholkonsums berichten die Betroffenen über weitere Einschränkungen.
Hierbei steht im Vordergrund, dass die Betroffenen den Umgang, in einem Fall auch durch
eine Patientenschulung, erlernt haben: „Mit Alkohol hab ich auch meinen Weg gefunden.
Also das ist äh, das ist kein Problem." [I_4; Absatz 93] und auch Ausgehen sowie Festivalbe-
suche werden „volles Programm" [I_5; Absatz 74] wahrgenommen. Den Jugendlichen und
jungen Erwachsenen ist diesbezüglich auch Verständnis von Seiten der Professionelle entgegen gebracht worden: „Da wurd halt einfach gesagt „ja offiziell dürft ihr mit euren Medikamenten keinen Alkohol trinken, aber wir wissen ganz genau, dass das manchmal nicht anders geht." Äh einfach weil man sich nicht immer ähm sozusagen selber ausschließen will."
[I_4; Absatz 91]. Somit wissen sie auch, wie sie in solchen Situationen handeln können und
achten beispielsweise darauf,

> „dass ich auf jeden Fall mein Asthmaspray dabei hab, wenn ich feiern gehe, weil wenn ich
> dann Alkohol trinke und die Luft ist schlecht und dann irgendwie noch die/ ähm ich irgendwie
> wenig Platz da ist, dann (.) ist die Gefahr, dass ich irgendwie schlecht Luft bekomme ja
> schon echt größer." [I_1; Absatz 59].

Des Weiteren sind bestimmte Hobbys mit einer chronischen Erkrankung schwierig zu
gestalten und die Betroffenen berichten davon, dass sie sich oftmals einschränken mussten:

> „Ja, was mich so öfter mal gestört hat, war ähm/ ich hab halt gerne Sport gemacht, generell -
> und ähm...ja hab auch Fußball gespielt - und ähm - wenn ich dann natürlich diese blöden, of-
> fenen Stellen hatte und mich dann noch irgendwie langgelegt hab oder so. (.) Das war halt
> schwierig. Ich bin auch sehr, sehr gerne geschwommen und das konnt ich halt größtenteils
> nicht mehr und das hab ich dann auch beendet. Weil (.) ständig dieses Chlorwasser auf der
> Haut oder auch Salzwasser, je nachdem, wo man halt trainiert (.) ähm, das ging auf Dauer
> nicht. Also da hab ich so massive (.) Ausschlagsymptomatik gekriegt und das brennt ja auch
> einfach dann. (.) Ähm, das musste ich leider aufgeben - es hat mir sehr viel Spaß gemacht
> aber es ging einfach nicht." [I_6; Absatz 121].

Dieser Verzicht wird teilweise auch hinsichtlich schulischer Veranstaltungen berichtet. So musste eine Teilnehmerin *„bei diesem Sportunterricht den ich in der Schule hatte, war das leider so, dass ich immer auf der Bank sitzen musste und zugucken musste."* [I₃; Absatz 115]. Sogar Klassenfahrten konnten teilweise aus gesundheitlichen Gründen nicht angetreten werden.

> *„Die wurden immer anstrengender oder auch ein Vermessungspraktikum, was damals in Griechenland war. Da ist, da war Griechenland halt noch nicht in dieser guten Verfassung halt, in dieser finanziellen Verfassung und dann hab ich gesagt, dass ich nicht mitfahren möchte, weil wenn mir da was/ wegen dieser Hitze auch/ weil es ja in Griechenland sehr heiß ist, wenn man im Sommer dahin fährt, kann es auch passieren, (.)/ falls ich dann da was/ falls da was passiert, dass ich dann da nicht versorgt bin."* [I₃; Absatz 121].

Dass für die Betroffenen die Teilnahme an Urlauben sowie Klassenfahrten oder Jugendreisen nicht selbstverständlich ist, wird auch in einem weiteren Fall erst durch die enorme Unterstützung eines Versorgungsteams erreicht:

> *„Jetzt im Sommer war ich zum Beispiel am/ zehn Tage mit Freunden von mir in Schweden, ALLEINE. Ähm, also das war ne organisierte Jugendreise und ähm da hab ich auch ZICH Nummern aus der Praxis bekommen. Von Arzthelferinnen, von, von anderen Ärzten und von ihm persönlich E-Mail Adresse und Formulare, wo meine Medikation drauf steht ähm für den Notfall und ähm ja ich war halt vorm Urlaub war ich auch mal bei ihm persönlich (.) und hab mit ihm so gesprochen und da meinte er halt auch, egal wo ich bin so ungefähr, ich äh sollte ihn immer anrufen wenn was ist."* [I₂; Absatz 135].

Oder dies wird durch viel Planungsaufwand auf Seiten der Familie möglich gemacht, welche nur Orte besucht, *„also zum Beispiel immer im Sommerurlaub, da fahren wir immer annen Ort hin, wo wir wissen, wenn mir was passiert, können wir da und da hin gehen, dann sind wir da sicher aufgehoben"* [I₃; Absatz 173].

So kann bezüglich dieser Kategorie zusammengefasst werden, dass alle Beteiligten trotz negativer Erfahrungen: *„Für eine Person machen die das nicht"* [I₃; Absatz 135] nach Normalität streben, damit die betroffenen Jugendlichen und jungen Erwachsenen es schaffen, im Alltag und der Freizeit wie die gesunden Gleichaltrigen zu partizipieren und gleichzeitig lernen mit ihrer Erkrankung umzugehen sowie die *„Gesundheit im Auge"* [I₄; Absatz 91] zu behalten.

Berufswahl - *„nicht in die falsche Richtung laufen"* -
[I₆; Absatz 101]

Die Befragten fühlen sich bezüglich dieser Kategorie sicher, recht gut aufgeklärt und wissen,

> *„dass man nach den Interessen gucken muss, aber halt auch seine Krankheit nicht völlig vergessen darf, ähm dass man jetzt zum Beispiel wenn man ähm Medizin machen möchte, dass man halt daran denken muss (.), ähm dass man während des Studiums ähm Assistenzzeiten hat und sowas und Praktika wo man viel und lange stehen muss und eventuell auch feine Sachen mit den Händen machen muss. Dass man - ne? - da halt gut drüber*

nachdenken soll und dass man dass die Krankheit da ja auch Einfluss drauf haben kann." [I₄; Absatz 83].

Während einige Betroffene dieses Beratungsthema aktiv einfordern: *„also da wurd auf jeden Fall aufgeklärt und da hab ich aber auch das Gespräch gesucht"* [I₄; Absatz 101], ist bei einer anderen Interviewteilnehmenden die Berufswahl sogar Thema im klinischen Schulungsprogram und wird von Sozialarbeitern aufgegriffen, während es in weiteren Fällen sogar seitens des Versorgungsteams thematisiert wird:

> *„Ja, ich weiß gar nicht wie da/ also wie ich da so ins Gespräch mit ihm gekommen bin. Äh, ich wollt damals immer zur Polizei gehen, (.) ähm und ähm, ich weiß wie gesagt nicht wie dieses Gespräch entstanden ist, auf jeden Fall meinte er dann halt auch immer so, ähm „Mach solange Schule weiter wie du/ wie´s geht!" [...] und ähm, er rät auch von sch/ körperlicher Arbeit ab. Also von schwerer körperlicher Arbeit"* [I₄; Absatz 25-27].

Wieder andere fühlen sich durch ihre Erkrankung *„ja auch wenig eingeschränkt."* [I₁; Absatz 49] und halten ein Beratungsgespräch diesbezüglich nicht für notwendig.

Nichts desto trotz kann hierbei eine unzureichende Beratung schwerwiegende Folgen nach sich ziehen. So erhielt eine Probandin zwar die folgenden Informationen:

> *„Dann hat sie mir halt abgeraten, gerade wo ich mit Allergenen in Kontakt komme, also sowas wie Bäcker/ war jetzt zwar nicht mein Berufswunsch aber/ die Richtung und auch Lackierer oder ähm generell irgendwas mit Tierhaaren sollte ich halt auch nicht machen"* [I₆; Absatz 101]

und entschied sich daraufhin für eine Pflegeausbildung, wonach sie sich jedoch relativ schnell umorientieren musste. Sie antwortete auf die Frage, ob dies aufgrund von verschobenen Interessen geschah oder weil sie in ihrem Beruf nicht mehr zurechtkam:

> *„Ähm teils teils. Also auf der anderen Seite hat mich das einfach sehr interessiert, weil das mehr anatomisch ist und ähm das hat mich sehr gereizt. Ähm, auf der anderen Seite hab ich halt im OP gearbeitet und ähm/ naja da gibt es ja die chirurgische Händedesinfektion, die 3 Minuten geht und ähm meine Haut hat das halt einfach auf Dauer auch nicht mitgemacht. Das lange Stehen war natürlich auch noch ein Punkt, aber wenn man gerade für so sieben, acht Stunden Handschuhe anhat, vorher noch die Haut desinfiziert hat, dann kann man cremen wie man möchte, das (.) kann die Haut einfach nicht äh vertragen und (.) da hab ich dann einfach die Reißleine gezogen, weil wenn die Haut dann ständig auf ist, dann tut man sich damit ja auch keinen Gefallen."* [I₆; Absatz 103].

Somit wird deutlich, dass auch bezüglich dieser Kategorie eine professionelle Beratung sich positiv auf den Lebensweg der Jugendlichen auswirken kann und dass dadurch Unsicherheiten verringert werden können.

Wohnsetting - „Lernen durch Schmerz"
[I₆; Absatz 117]

Auch in Bezug auf diese Kategorie kennen sich die Betroffenen gut aus. Die Führung des Haushalts der ersten eigenen Wohnung verläuft *„ohne Probleme!"* [I₅; Absatz 68]. So können die Jugendlichen und jungen Erwachsenen ohne größere Überlegungen angeben, welche Besonderheiten sie bezüglich ihrer Erkrankung und des Wohnsettings beachten müssen: *„man sollte vielleicht darauf achten, dass man ähm nicht zu weit außerhalb wohnt, wenn man alleine wohnt, einfach dass man vielleicht Sachen zu Fuß erreichen kann und nicht ähm sich mehr aufs Fahrrad angewiesen ist oder sowas."* [I$_4$; Absatz 85]. Weitere Beschränkungen ergeben sich für die Befragten von selbst, wie *„dass nicht geraucht werden darf."* [I$_1$; Absatz 55].

Nichts desto trotz wird diesem Thema von Seiten der Gesundheitsprofessionellen nicht genug Beachtung geschenkt. Die Betroffenen erachten es jedoch als sehr wichtig, da ohne Aufklärung *„wirklich massivst Probleme"* [I$_6$; Absatz 113] zu erwarten sind.

> *„Ähm, ich glaub es wär wichtig, darüber aufzuklären, was alles Neurodermitis und auch Allergien et cetera auslösen kann. Also da hätte ich mir viel mehr Aufklärung erhofft, weil (.) gerade - ich sag mal so - man fährt in den Urlaub ähm, man kennt das/ die Hotelbetten sind staubig und gerade wenn man Hausstauballergie hat, dann kriegt mans auch wieder. Und äh (.) man denkt da teilweise ja gar nicht dran. Also man/ man macht da irgendwas, (.) man spielt im Heu und ähm - prompt hat mans. Und gerade wenn man dann irgendwie im Ausland ist, ist es schwierig. Und da hätte glaub ich, ein bisschen mehr Aufklärung im Kindesalter schon gut getan. Weil als Kind denkt man da absolut nicht dran, jetzt als Erwachsene weiß ichs aber/ Ich glaub als Kind äh, wäre das mal ganz gut gewesen."* [I$_6$; Absatz 112].

Sexualität/ Familienplanung -
„Also da wurd sofort abgeblockt, da wurd aber auch gar nicht Hilfe angeboten oder so. Da wurd ich direkt mit Überweisung (.) weggeschickt."
[I$_6$; Absatz 151]

Der Themenkomplex bezüglich Sexualität und Familienplanung beschäftigt die Betroffenen und sie haben diesbezüglich viele offene Fragen, welche sie häufig selbst in den Sprechstunden ansprechen müssen: *„da hab ich mal im Internet recherchiert, ähm und hab auch meinen Arzt gefragt, ähm es gibt ja Kaiserschnitte und die normale Geburt und da dachte ich immer eigentlich, ich müsste nen Kaiserschnitt bekommen/"* [I$_3$; Absatz 197]. Trotz der Relevanz dieses Themas im Jugendalter beschreiben sie, dass *„wirklich (.) GAR NICHT drüber gesprochen, also dass war irgendwie gefühlt, bei meiner Hausärztin noch son Tabuthema. Also ich bin da auch hin und hab gesagt: „Ich glaube ich reagiere auf äh meine Pille/". „Ja, dann müssen Se zur Gynäkologin!""* [I$_6$; Absatz 149]. So sind insbesondere die Mädchen gezwungen, sich bei diesem Thema direkt an die Gynäkologie zu wenden. *„Ähm mit der Frauenärztin hab ich das äh ausgetüftelt, ja! Weil die hat das halt immer mitbekommen, wo ich das extrem hatte und da hat sie mich halt drauf angesprochen"* [I$_6$; Absatz 147]. Nur eine Probandin berichtet über Aufklärung bezüglich der Familienplanung im stationären Rahmen, während dies bei den männlichen Teilnehmern gar nicht Thema ist:

„Also meine Erwachsenenrheumatologen ambulant haben das überhaupt noch nicht ange-
sprochen (..) ähm und stationär (..) muss ich jetzt mal gerade überlegen, ich glaube, der Er-
wachsenenrheumatologe auch noch nicht aber bei den Kinderrheumatologen wurde ich sta-
tionär darüber aufgeklärt. Das schon. Dass man da halt - ne? - das planen muss, dass das
mit bestimmten Medikamenten nicht geht." [I₄; Absatz 95].

Auch das Vererbungsfragen aufgegriffen worden sind berichtet nur eine Teilnehmerin. Auch

hierbei übernahm die Aufklärung wieder die Gynäkologie:

„Äh, muss ich mir halt im klaren sein, aber ich mein, (.) ja, wenn der Kinderwunsch da ist, ich
mein damit kann man leben. Also man cremt sich halt mal öfter ein (lacht). Also wäre für
mich jetzt kein Hinderungsgrund in dem Sinn, ich denke da gibt es schlimmere Gründe." [I₆;
Absatz 145].

Die Jugendlichen und jungen Erwachsenen probieren jedoch mit ihrer Erkrankung

offen umzugehen: *„also damals zum Zeitpunkt wo ich im Krankenhaus war, hatte ich auch ne*

Freundin und ähm ja natürlich hab ich der das ganz normal erzählt." [I₂; Absatz 153]; *„Ja. Ich*

(.) erzähle denen das dann einfach." [I₃; Absatz 205]. Von negativen Erfahrungen wird dabei

nicht berichtet.

„Die haben dann halt immer/ also nicht die (.) also er hat dann immer nachgefragt uund hat
dann gefragt wie das denn/ also ich musste dann die Geschichte erzählen, die ich dir jetzt
gerade erzähle. Also wie das passiert ist. Das erzähle ich ihm dann auch ganz genau und
dann fragt er: „Muss ich irgendwas beachten?" Zum Beispiel, dass man mich nicht so am
Hals abtrennt oder so./" [I₂; Absatz 207].

Fernerhin benötigen insbesondere die weiblichen Betroffenen bezüglich Verhütungs-

methoden mehr medizinische Betreuung als die Gleichaltrigen ohne eine chronische Erkran-

kung. So ist beispielsweise versucht worden *„die äh Pille zu nehmen und egal welche ich*

ausprobiert habe, ich weiß nicht wie viele ich durch hatte im Laufe der Zeit, hab ich immer

Ausschlag von bekommen." [I₆; Absatz 141]. Neben den Konsequenzen bezüglich des Aus-

sehens, kann ein weiteres Problem sein, dass bei alternativen Methoden *„da einfach die*

Kosten höher sind." [I₆; Absatz 143].

Versicherung und Leistungen –
„Versicherungen is natürlich mit uns immer (.) n Sonderfall, sag ich mal. Keine Versicherung
möchte uns gerne haben!"
[I₅; Absatz 96]

Bezüglich dieser Kategorie geben die meisten Befragten ein Wissensdefizit an und fühlen

sich unsicher. *„Ich kenn mich ehrlich gesagt nicht aus."* [I₁; Absatz 71]. Die Befragten geben

an, dass Versicherungen und Leistungen, die einem zustehen *„nicht wirklich"* [I₄; Absatz 99]

in den Sprechstunden thematisiert werden. Jedoch wird die Vermutung geäußert, dass hier-

bei die Ärzte *„wahrscheinlich mit meinen Eltern"* [I₁; Absatz 75] gesprochen haben. Der fol-

gende Ausschnitt aus dem Interview eines Teilnehmenden, welcher selbst Schulungen zu diesem Thema gibt, zeigt, wie sehr die Eltern bezüglich dieser Kategorie involviert sind. *„Da wurde ich relativ gut von meinen Eltern unterstützt!"* [I₅; Absatz 94]:

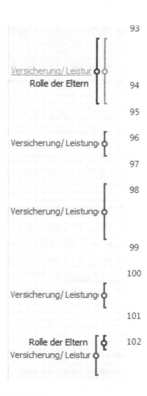

Abbildung 8: Ausschnitt Kategorien MAXQDA; I5

Die Annahmen über Versicherungen reichen von: *„also über Versicherung muss man glaube ich nicht nachdenken oder hab ich noch nie"* [I₁; Absatz 73] bis hin zu *„manche versichern einen gar nich"* [I₅; Absatz 100]. Grundsätzlich gelten die Krankenkassen, zumindest bei Minderjährigen, als kooperativ: *„also ich hatte schon als Kind rela/ relativ umfangreiche (.) Betreuung. Ich hab auch viele/ ähm Geräte gebraucht. Und ähm, (.) dass das irgendwie- also ich hab zum Beispiel Krankengymnastik bekommen mit irgendwelchen Atemübungen"* [I₁; Absatz 75]. Auch werden Sonderregelungen bis zum 21. Lebensjahr unterstützt:

„Die meinte dann ja, dass müssten wir mit der Krankenkasse äh regeln. Dann haben wir die Krankenkasse angerufen, dann haben wir das halt so geregelt, dass ich ähm (.) falls ich operiert werden mö/ muss in die Kinderchirurgie (.) erst n ok haben muss, dann da operiert werde" [I₃; Absatz 57].

Einzig das Thema Schwerbehindertenausweis ist den Jugendlichen und jungen Erwachsenen präsent:

> *„also ganz dunkel erinnere ich mich an irgendwas von wegen/ so im Extremfall könnte man*
> *auch irgendwie sonen, quasi so n Behindertenausweis oder sowas äh (.) beantragen. Also*
> *das man halt auf so öffentlichen Toiletten oder sonst wo nichts bezahlen muss oder da halt*
> *äh Zugang hat."* [I₂; Absatz 161].

Grundsätzlich wird bemängelt, dass die meisten Themen, insbesondere bezüglich Leistungen und Grenzen der Leistungsfinanzierung durch die Krankenkassen nur punktuell aufgegriffen werden:

> *„Und dann sachte zum Beispiel meine Hausärztin mir, wenn Sie damit wirklich Prob-*
> *leme bekommen, (.) massive und ähm gesundheitlich irgendwie noch weitere, ähm*
> *dass dann die Versicherung auch sagen kann: „Ja hörn Se mal, ist doch belegt,*
> *dass Sie ne Allergie haben oder das und das und ähm das es da Probleme geben*
> *könnte." Also wusst ich zum Beispiel gar nicht in dem Punkt, da hat Sie mich halt*
> *drauf hin gewiesen"* [I₆; Absatz 137].

Sozialrecht und die Berufsunfähigkeitsversicherung werden nicht in den Sprechstunden, sowohl in Pädiatrie als auch in der Erwachsenenmedizin, thematisiert. Diesbezüglich
können die Probanden nur aus der eigenen Erfahrung berichten. So müssen die Betroffenen
hinsichtlich Berufsunfähigkeitsversicherungen selbst viel recherchieren, vergleichen und
„horrende Aufschläge" [I₅; Absatz 98] akzeptieren.

5.3.4 Zusammenfassung

Die Jugendlichen und jungen Erwachsenen mit chronischer Erkrankung benötigen beim Erwachsenwerden grundlegend mehr Unterstützung als die Gleichaltrigen ohne gesundheitliche Einschränkung. Hinsichtlich vieler Alltagsfragen (u.a. Wohnsetting, Berufswahl, Freizeitgestaltung und Sexualität) fehlt es ihnen an Aufklärung. Vor allem bezüglich Versicherungsfragen und Leistungen werden große Wissensdefizite geäußert. Darüber hinaus werde der
Wechsel von der Pädiatrie in die Erwachsenenversorgung selten von den Versorgerteams
thematisiert, sodass es den Betroffenen an wesentlicher Aufklärung hinsichtlich der Transition fehlt. Sie wünschen sich infolgedessen sowohl bei alltäglichen, als auch strukturellen Besonderheiten mehr Begleitung und Sicherheit. Es bleibt jedoch die Frage unbeantwortet, in
welchem Rahmen dies stattfinden kann. Beratung finde, vornehmlich in den ambulanten
Sprechstunden wenig Berücksichtigung, ähnlich wie andere präventive Maßnahmen. Eine
feste Ansprechperson ist für die betroffenen Jugendlichen und jungen Erwachsenen wün-
schenswert und wird als Lösungsvorschlag eingebracht, um diese bei Unsicherheiten un-
kompliziert kontaktieren zu können.

6 Diskussion

Die Ergebnisse der Fragen nach den gesundheitsrelevanten Transitionskompetenzen sowie den Wünschen der Betroffenen hinsichtlich des Prozesses werden an dieser Stelle zusammengeführt, um somit den Bedarf hinsichtlich der Transition von Jugendlichen und jungen Erwachsenen mit chronischer Erkrankung abbilden zu können.

Die vorliegende Arbeit nimmt Jugendliche und junge Erwachsene mit chronischer Erkrankung vor und nach der Transition in den Fokus. Dabei ist den Fragen nach den Transitionskompetenzen sowie den Wünschen und Bedürfnissen der Betroffenen in diesem Prozess nachgegangen worden. Es wurde angenommen, dass Alter, Diagnosezeitpunkt und Setting die Transitionskompetenz nicht beeinflussen. Diese Annahme wurde hinsichtlich Alter und Diagnosezeitpunkt verworfen, wenngleich der Einfluss von schwacher Stärke ist. Das Ziel ist gewesen, dadurch Hinweise auf geeignete Unterstützungsmaßnahmen und -bereiche zu erhalten, die der Zielgruppe angepasst sind, um so eine angemessene Begleitung von der Pädiatrie in die Erwachsenenmedizin sicherstellen zu können.

Die Ergebnisse zeigen, dass Jugendliche und junge Erwachsene mit chronischer Erkrankung insgesamt eine gute Transitionskompetenz aufweisen, jedoch Entwicklungsbedarf bezüglich der Kompetenzen in organisatorischen Fragen des Gesundheitssystems besteht. Eine längere Erkrankungsdauer sowie ein jüngeres Alter gehen mit höherer Transitionskompetenz einher. Des Weiteren reichen vorhandene Unterstützungsmaßnahmen oftmals nicht aus; die Betroffenen wünschen sich eine zentrale Ansprechperson während der Transitionsphase, um schneller wichtige Informationen erhalten zu können. Das Bedürfnis nach Sicherheit steht für sie im Vordergrund und durch eine zentrale Ansprechperson seien ihnen in vielerlei Hinsicht Unsicherheiten und Unannehmlichkeiten genommen. Auch sei es teilweise für die Jugendlichen und jungen Erwachsenen einfacher mit einer externen Person über Probleme zu sprechen, als mit dem betreuenden Arzt; insbesondere, wenn dieser noch zu dem anderen Geschlecht gehört. Der in den Zielen erwähnte Genderaspekt konnte aufgrund der geringen Anzahl von männlichen Probanden nicht weiter verfolgt werden.

Der Zusammenhang zwischen einem jüngeren Alter und einer höheren Transitionskompetenz könnte, wie auch aus der Literatur hervorgeht, darauf zurückzuführen sein, dass Jugendliche ihre Kompetenzen eher überschätzen (Sawicki et al., 2014). Andererseits könnte auch die derzeit vermehrte Aufmerksamkeit für das Thema Transition ursächlich sein, so dass Patienten frühzeitiger damit in Kontakt kommen. Die schwachen Zusammenhänge könnten allerdings auch von einem Validitätsproblem bei der Erhebung hergeleitet sein. So befinden sich unter der Stichprobe lediglich sechs Teilnehmende, die die Volljährigkeit noch nicht erreicht haben. Darüber hinaus erfolgte die Rekrutierung, wie bereits beschrieben, über

© Springer Fachmedien Wiesbaden GmbH, ein Teil von Springer Nature 2019
N. Hubenthal und M. Zimmermann, *Transition von der Pädiatrie in die Erwachsenenversorgung*, Best of Pflege, https://doi.org/10.1007/978-3-658-25237-3_7

Email-Verteiler von Selbsthilfeverbänden. Hier liegt nahe, dass in Selbsthilfeverbänden engagierte Jugendliche sich auch eher für das Selbstmanagement ihrer Erkrankung interessieren und somit höhere Gesundheitskompetenzen aufweisen können als Gleichaltrige Betroffene, die nicht in solchen Verbänden organisiert sind.

Die meisten Betroffenen wissen, was sie bei der Berufswahl bezüglich ihrer Erkrankung beachten müssen, wenngleich einige Unsicherheiten vorliegen. So ist es in einem Fall aufgrund der Erkrankung zu einer beruflichen Umorientierung gekommen. Auch Thyen et al. (2016) berichten, dass Jugendliche mit chronischer Erkrankung durch diese in ihrer Zukunfts- und Berufsplanung verunsichert seien. Im Rahmen von stationären Krankenhausaufenthalten finden teilweise Berufsberatungen durch Sozialarbeitende statt. An dieser Stelle stellt sich die Frage nach der Zuständigkeit bezüglich der Berufsberatung bei chronischen Erkrankungen. Es ist zweifelhaft, ob dieser Aspekt aufgrund anderer Prioritäten im Rahmen der ambulanten ärztlichen Sprechstunde stattfinden kann. Hinzu kommt die Problematik des Settings, da ein Gespräch über die berufliche Planung nicht flüchtig stattfinden kann und in der Regel eines Einzelgesprächs bedarf. Nichts desto trotz ist das Thema *Berufswahl* für Jugendliche und junge Erwachsene sehr wichtig.

Die Kompetenzen in weiteren Aspekten, die den Alltag mit chronischer Erkrankung betreffen, wie das selbstständige Wohnen außerhalb des Elternhauses, Notfallmanagement sowie die Freizeitgestaltung und den Umgang mit Alkohol, Nikotin und anderen Drogen sind ebenfalls als gut zu beurteilen. Jedoch berichten die Befragten auch davon, dass sie diese Kompetenzen erst erwerben mussten, wobei sie teilweise auch negative Erfahrungen sammelten, was für sie nicht immer einfach gewesen sei. Insbesondere erste selbstständige Urlaube und Klassenfahrten seien nur durch viel Organisation und Unterstützung durch die Eltern und die Versorgerteams möglich geworden. In einem Fall sei sogar der Ausschluss von einer Klassenfahrt erfolgt. Auch berichtet ein Teil der Betroffenen davon, dass Hobbys nicht mehr ausgeübt werden können, während andere wiederum, den Umgang mit diesen und den Folgen erlernt haben. Auch diesbezüglich wird der Wunsch nach Informationen und vor allem proaktiver Aufklärung betont. Beim Thema Sexualität und Familienplanung hingegen wird von hohem Wissen berichtet, was auch die Fragebogenerhebung widerspiegelt. Jedoch scheint dies auch ein Tabuthema in der Sprechstunde zu sein. Auch in der Literatur wird dieser Aspekt wenig beachtet, lediglich Thyen et al. (2016) schildern, dass Sexualität und Familienplanung kein Thema in den Sprechstunden sei und aus Scham auch nicht seitens der Patienten angesprochen werden würde. Die Ergebnisse dieser Untersuchung zeigen, dass dieses Thema auch nach eigener Ansprache auf Abweisung beim Behandlungsteam trifft. Zudem ist dies das einzige Thema, wozu die Jugendlichen selbstständig Recherche betreiben und sich so eigene Fragen für die nächste Sprechstunde vorbereiten.

Kenntnisse über die Unterschiede zwischen dem pädiatrischen und dem erwachsenenmedizinischen Versorgungssetting sind bei den Jugendlichen und jungen Erwachsenen eher unpräzise bis gar nicht vorhanden. So stammen ihre Vorstellungen über die Erwachsenenmedizin aus den Erfahrungen von Personen aus dem Bekanntenkreis. Auch in der Literatur wird von unklaren Vorstellungen über das neue Setting berichtet, welche mit Sorgen über eine anonyme Atmosphäre, mangelnde Zeit (Thyen et al., 2016) sowie Konfrontation mit dem möglichen weiteren Erkrankungsverlauf durch ältere Patienten im Wartezimmer (Oldhafer, 2016) einhergehen. Retrospektiv berichten mehrere Teilnehmende dieser Untersuchung, im neuen Setting überfordert und nicht in der Lage gewesen zu sein, eigene Anliegen aktiv einzufordern, insbesondere, wenn der Wechsel verhältnismäßig früh und vor dem Erreichen der Volljährigkeit stattgefunden hat. So berichten die Betroffenen von abrupten Versorgungsabbrüchen; eine Konsequenz mangelnder Unterstützung, die sich in der Literatur homogen wiederfindet (u.a., Oldhafer, 2016; Reisch & Reincke, 2014; Schmidt et al., 2016; Thyen et al., 2016; van Staa, van der Stege, et al., 2011). Der Wunsch einer Vorbereitung auf dieses neue Setting ist zweifelsohne vorhanden. Hier muss wiederum eine adäquate Möglichkeit der Vermittlung gefunden werden. Eine Schulung allein kann durch theoretische Konfrontation keine Lösung sein, da gerade bei dieser Entwicklung zu „proaktive[n] Akteure[n] der eigenen Gesundheit" (Rudinger, 2015, S. 645) mutmaßlich die praktische Erfahrung erforderlich ist. So wird der Wunsch nach einer pädiatrischen Sprechstunde deutlich, die von dem Patienten bereits erste Selbstständigkeit erfordert. Ähnlich wird diese Art der Vorbereitung auch in der Literatur empfohlen, wo vorschlagen wird, dass Jugendliche ab einem gewissen Zeitpunkt ohne Eltern zur Sprechstunde kommen, vorbereitete Fragen mitbringen und wiederholt auf den bevorstehenden Settingwechsel hingewiesen werden (Ferris et al., 2015; Patel et al., 2016; van Staa, van der Stege, et al., 2011). Durch die gehäufte Thematisierung der Transition wird auch die Transitionskompetenz gestärkt (van Staa, van der Stege, et al., 2011).

Dass die Transitionskompetenzen im Bereich von Versicherungsfragen und Finanzierung der Leistungen schlechter ausfallen ist wenig verwunderlich. Zum einen wird dieser Aspekt einheitlich in der Literatur beschrieben (Applebaum et al., 2013; Fishman et al., 2014; Sawicki et al., 2014; Thyen et al., 2016), zum anderen ist dieser Bereich unter allen anderen wohl derjenige, der in dieser Altersgruppe am wenigsten von Interesse ist und, wie in dieser Erhebung häufig erläutert, auch nicht für notwendig gehalten wird. So werden leistungsrechtliche Fragen vorzugsweise an die Eltern abgegeben (Thyen et al., 2016), was für diese Altersgruppe durchaus als entwicklungsgerecht zu bewerten ist. Die Jugendlichen und jungen Erwachsenen sind als Schüler oder Studenten bis zum 25. Lebensjahr familienversichert, was bedeutet, dass die Organisation bezüglich dieser Belange dadurch ohnehin in den Auf-

gabenbereich der Eltern fällt. Erst mit dem Beginn einer Ausbildung oder dem Eintritt ins Be-
rufsleben nach abgeschlossenem Studium erfolgt die selbstständige Pflichtversicherung und
dadurch zwangsläufig auch die eigenständige Auseinandersetzung mit diesem Themenfeld.
Das wirft die Frage auf, ob wirklich alle Aspekte geschult werden können oder müssen; so
manches Wissen wird schlicht durch Erfahrung erlernt. Erwünscht sind in diesem Kontext
allerdings sozialrechtliche Fragen wie die Berufsunfähigkeit oder ein Schwerbehindertenausweis, die bereits einer frühen Unterstützung und Beantragung bedürfen. Auch hier stellt
sich wieder die Frage nach der Zuständigkeit. Schulungen oder Workshops berücksichtigen
diese Themen zwar; gerade an dieser Stelle ist jedoch auch die jeweilige individuelle Situation zu beachten, die eine Schulung nicht abdecken kann. Auch die ärztliche Sprechstunde
bietet häufig nicht die Kapazitäten für eine solche Beratung, sowohl in Pädiatrie als auch in
der Erwachsenenversorgung. Als kompetent und mit hohem Erfahrungswert zeigen sich hier
Selbsthilfeverbände. Einigen Teilnehmenden der Interviews ist diese Möglichkeit der sozialrechtlichen Beratung auch bekannt. Die hierfür angebotenen Sprechstunden, telefonisch
oder per Chat, sind allerdings nur für die Mitglieder kostenfrei und nicht jeder Betroffene
möchte aus unterschiedlichen Gründen Mitglied einer Selbsthilfevereinigung sein. Auch hier
zeigt sich wieder, dass ein externer Ansprechpartner eine sinnvolle Ergänzung darstellen
würde.

Zusammengefasst ist ein Bedarf an Kompetenzentwicklung und dadurch der Gewinn
von Sicherheit, insbesondere in leistungsrechtlichen Belangen und der Vorbereitung auf den
Settingwechsel, vorhanden. Auch wenn Patientenschulungen in der Phase der Transition
positive Effekte zeigen (Schmidt et al., 2016), scheint eine Schulung ein unpassendes For-
mat in diesem Altersabschnitt zu sein. Das Absolvieren einer Schulung in der Freizeit wird
als nachrangig angesehen und ist in Anbetracht der Entwicklungsphase der Adoleszenz
auch im Hinblick auf die Freizeitgestaltung Gleichaltriger ohne chronische Erkrankung nicht
angemessen. Es existieren zwar Transitionsschulungen und –workshops, die auch einen
hohen Freizeitwert aufweisen (z.B. KfH Transitionsschulung Kapitel 1), doch hier werden nur
Betroffene erreicht, die sich auch aktiv in Selbsthilfeverbänden engagieren. Schmidt et al.
(2016) erwähnen, dass die Entwicklung einer adäquaten Schulung schwierig sei, da wenig
über die Wünsche der Jugendlichen in dieser Phase bekannt ist. Aus dieser Untersuchung
geht klar hervor, dass Jugendliche sich eher eine *zentrale Ansprechperson* wünschen, die
eine Art Lotsenfunktion übernimmt und das Gefühl von Sicherheit vermitteln kann. Ein *Leader*, der die Jugendlichen an die Hand nimmt, wird auch von Ferris et al. (2015) und Lopez et
al., (2015) empfohlen, wohingegen Fishman et al. (2014) auf eine formale und strukturierte
Schulung zur Transition plädieren. Auch ist der Erfahrungsaustausch mit Betroffenen im glei-
chen Alter wichtig (Thyen et al., 2016),der durch einen Leader nicht abgedeckt werden kann.

Betrachtet man eine externe Ansprechperson als Unterstützungsmöglichkeit im Transitionsprozess näher, so stellt sich die Frage danach, wer diese Funktion erfüllen kann. In Deutschland entwickelt sich das WHO-Modell der Familiengesundheitspflege („Family Health Nursing") weiter, das zur Gesundheitsförderung familien- und gemeindenah eingesetzt wird (Wagner & Schnepp, 2010). Familiengesundheitspflegende sind jedoch, wie viele der Transitionsschulungen und –workshops auch, in Deutschland (noch) nicht flächendeckend verfügbar. Eine ähnliche Lotsenfunktion, jedoch lediglich auf struktureller Ebene, übernimmt das Fallmanagement des BerlinerTransitionsprogramms. Hierzu müssen Jugendliche allerdings am BTP teilnehmen, welches aber nicht in allen Bundesländern verfügbar ist. Von den bereits vorhandenen Maßnahmen eignet sich das Projekt „Transition-Peers - Mein Rheuma wird erwachsen" hinsichtlich der Wünsche und Bedürfnisse, die aus dieser Arbeit hervorgehen, am besten. Die *Transition-Peers* sind, bisher zehn junge Erwachsene mit einer rheumatischen Erkrankung, die über Email, Telefon oder WhatsApp als Ansprechpartner in sämtlichen Fragen rund um das Thema Transition mit Rheuma fungieren. Zum Austausch mit gleichaltrigen Betroffenen steht auf der Homepage ebenfalls ein Forum zur Verfügung (Deutsche Rheuma-Liga Bundesverband e.V., 2017).

Das Konzept der *Transition-Peers* der *Rheuma Liga* passt zudem in die Lebenswelt der Generation, welche sich gerade im Transitionsprozess befindet oder in naher Zukunft transitiert. Gemeint sind hierbei die Geburtenjahrgänge von etwa 1995 bis 2010, welche im Volksmund auch als *Generation Z* betitelt wird. Deren Mitglieder zeichnen sich unter anderem durch den selbstverständlichen Gebrauch von digitalen Technologien und sozialen Medien, vom Kindesalter an, aus (Scholz, 2014). Dazu gehören auch Smartphones und die Möglichkeit des ständigen Zugangs zu Informationen. Somit ist naheliegend, dass die Jugendlichen und jungen Erwachsenen nicht auf die nächste Sprechstunde oder Schulung warten möchten, sondern Informationen dann bekommen wollen, wenn es für sie als wichtig erachtet wird. Dies können gut die sogenannten *Peers* leisten, da diese auch viel mit digitalen Medien arbeiten. Zudem betonen auch die Interviewteilnehmenden, dass sie sich bei Problemen gerne an Gleichaltrige oder andere Betroffene wenden, da sie sich dadurch die nützlichsten Informationen erhoffen.

7 Kritische Würdigung

Nachfolgend wird die vorliegende Studie kritisch reflektiert. Dabei soll vornehmlich das Vorgehen im Arbeitsprozess unter besonderer Berücksichtigung der Probandenrekrutierung, der gewählten Methodik sowie der Ergebnisse differenziert betrachtet werden, um so Stärken und Schwächen sowie Erfolge und Defizite der eigenen Erkenntnisse darzustellen.

Die Autorinnen geben an, dass im gesamten Verlauf der Arbeit kein Interessenskonflikt bestand. Vorrangig ist anzuführen, dass es sich um eine Qualifizierungsarbeit mit zeitlich eng begrenztem Rahmen handelt. Davon war vor allem die Phase der Datenerhebung betroffen, für die mehr Zeit erforderlich gewesen wäre, um mehr Probanden in die Studie einzuschließen. Aufgrund des zunächst schlechten Rücklaufs, insbesondere der Fragebögen, wurde die Rekrutierung um zwei Monate verlängert. Der angestrebte Stichprobenumfang von 100 Probanden konnte dennoch nicht erreicht werden. Auch die Rekrutierung der Interviewpartner erfolgte letztendlich vorrangig über Kontakte im privaten Umfeld sowie über Selbsthilfeverbände. Obwohl die Forscherinnen bestrebt waren die Stichprobe bzw. die Studienpopulation so heterogen wie möglich zu gestalten, ließ sich der meiste Rücklauf, trotz guter und koordinierter Zusammenarbeit untereinander, über Selbsthilfeverbände verzeichnen. Dies impliziert generell engagierte Teilnehmende, von denen auch eine höhere Transitionskompetenz und Selbstständigkeit vermutet wird. In diesem Zusammenhang ist auch der hohe Anteil von weiblichen Teilnehmerinnen zu nennen. Zusätzlich ist hierbei erwähnenswert, dass die Autorinnen feststellen mussten, dass Multiplikatoren abseits von Selbsthilfeverbänden und anderen Einrichtungen im Gesundheitswesen häufig ein falsches Verständnis für chronische Erkrankungen aufweisen, was die Rekrutierung zusätzlich erschwerte.

Bezüglich der Methodik der Arbeit ist festzuhalten, dass sich das Mixed-Methods Design bewährt hat und eine adäquate Möglichkeit zur Beantwortung der Fragestellung gewesen ist. In diesem Rahmen konnte der Bedarf für Jugendliche und junge Erwachsene mit chronischer Erkrankung hinsichtlich der Transition umfangreich abgebildet werden. Im Rahmen der quantitativen Datenerhebung erscheint im Nachhinein eine gedruckte Version des Fragebogens, welcher während der Sprechstunden direkt verteilt werden könnte, als die ergiebigere Methode, auch um unterschiedlichste Probanden zu rekrutieren. Neben der bereits beschriebenen kleinen Stichprobe von 38 Teilnehmenden ist auch deren ungleiche Verteilung zu erwähnen, die lediglich zehn Teilnehmende aus dem pädiatrischen Setting beinhaltet. Auch dies kann eine Verzerrung bezüglich der vorliegenden Transitionskompetenzen implizieren, da der Großteil der Probanden die Transition bereits abgeschlossen hat. In Bezug auf den qualitativen Teil der Arbeit ist hinsichtlich der Stärken zu nennen, dass die Orientierung an Burnards 14 Schritten zur Analyse von Interviewdaten zur Glaubwürdigkeit und

© Springer Fachmedien Wiesbaden GmbH, ein Teil von Springer Nature 2019
N. Hubenthal und M. Zimmermann, *Transition von der Pädiatrie in die Erwachsenenversorgung*, Best of Pflege, https://doi.org/10.1007/978-3-658-25237-3_8

Nachvollziehbarkeit der Untersuchung beigetragen hat. Einzig konnte kein Forscherteam (s. Stufe 6) über die einzelnen Kodierungen diskutieren, um hierbei die größtmögliche Validität zu erreichen. Dies wurde jedoch von den zwei Autorinnen im Wechsel gegengeprüft. Weiterführend ist bezüglich der Schwächen aufzuführen, dass mittels der sechs geführten Interviews keine theoretische Sättigung der Daten erreicht werden konnte. Auch reichte die Anzahl der Interviews nicht dazu, um ein Interview im Sinne der vergleichenden Analyse oder zur Kontrastierung (Strauss & Corbin, 1996) heranzuziehen, sodass keine weiteren Anpassungen und Korrekturen (s. Stufe 11 von Burnard) gemacht werden konnten.

8 Fazit

Die Jugendlichen und jungen Erwachsenen mit chronischer Erkrankung geben vielmals positive Rückmeldungen, dass eine Studie bezüglich der Transition aus ihrem Blickwinkel und hinsichtlich ihrer Bedürfnisse durchgeführt wird. Auch Einrichtungen der Gesundheitsversorgung melden reges Interesse am Thema Transition zurück. Dadurch wird deutlich, dass dieses Thema nicht nur für das Behandlungssetting und die Versorgungsforschung aktuell von großer Relevanz ist, sondern auch für die betroffenen Jugendlichen und jungen Erwachsenen.

Es wurde in dieser Arbeit angestrebt, die Bedürfnisse und Wünsche, die die Betroffenen an die Transition stellen, sowie ihre gesundheitsrelevanten Transitionskompetenzen zu identifizieren und diesbezüglich zu klären, ob das Alter der Teilnehmenden, das Setting oder der Diagnosezeitpunkt eine Einflussgröße darstellen, um die Phase der Transition der Zielgruppe entsprechend unterstützend gestalten zu können.

Die Ergebnisse deuten darauf hin, dass die Betroffenen allgemein eine gute Transitionskompetenz hinsichtlich ihrer Erkrankung aufweisen, insbesondere im Kontext von Arbeitsleben, Freizeit und Alltag, trotz erlebter Schwierigkeiten und Einschränkungen. Mäßige Kompetenzen sind demgegenüber im Bereich der Versorgungskompetenz, darunter leistungs- und sozialrechtliche Fragen und die Vorbereitung auf die Transition zu verzeichnen. Diese Themen sind nur selten Gegenstand der Sprechstunden. Die Jugendlichen und jungen Erwachsenen wünschen sich einen schnell erreichbaren Ansprechpartner für jegliche Art von Informationen, um Unsicherheiten zu beseitigen. Somit werden Patientenschulungen oder Seminare für diese Altersgruppe nicht als angemessen erachtet, obwohl der Bedarf für weiteren Kompetenzerwerb besteht. Die Forscherinnen schlagen hierfür sogenannte *Peers* als Ansprechpartner vor, welche durch die Betroffenen z.B. auch über Smartphones, E-Mail oder digitale Nachrichtendienste erreicht werden können. Hierdurch könnten die Jugendlichen und jungen Erwachsenen mit chronischer Erkrankung besser auf die Transition vorbereitet werden und somit eine individuelle, alters- und entwicklungsgerechte Begleitung sichergestellt werden.

Weiterführend muss hierbei in Zukunft evaluiert werden, ob durch solch eine Maßnahme die entsprechende Zielgruppe besser erreicht wird und ob dadurch der Transfer in die Erwachsenenmedizin erfolgreicher verlaufen kann als mit gegenwärtigen Angeboten. Für so ein Forschungsvorhaben könnten beispielsweise die Transition-Peers der Rheuma-Liga als Vorbild herangezogen werden. Darüber hinaus bleibt neben dem Genderaspekt jedoch offen, wie den Jugendlichen und jungen Erwachsenen Gesundheitskompetenzen am besten vermittelt werden können und ob sich diese durch den Kontakt mit Transition-Peers entwi-

© Springer Fachmedien Wiesbaden GmbH, ein Teil von Springer Nature 2019
N. Hubenthal und M. Zimmermann, *Transition von der Pädiatrie in die Erwachsenenversorgung*, Best of Pflege, https://doi.org/10.1007/978-3-658-25237-3_9

ckeln. An dieser Stelle ist auch hervorzuheben, dass die Transitionskompetenz regelmäßig erhoben und sowohl das Thema Transition als auch die Wünsche der Betroffenen regelmäßig angesprochen werden sollten.

Ausblickend ist festzuhalten, dass die Peers als zentrale Ansprechpartner für die Betroffenen, aber auch für die Versorger, eine flächendeckende und indikationsübergreifende Lösung für diese Versorgungslücke darstellen können. Wichtig ist dafür jedoch eine zentrale Organisation, die die Koordination gewährleisten kann. Aus gesundheitspolitischer Sicht ist naheliegend, dass sich die Deutsche Gesellschaft für Transitionsmedizin mittels einer zielgruppennah agierenden Arbeitsgemeinschaft dieser Aufgabe annimmt, da diese viele Experten der Transitionsmedizin in Deutschland vereint und die Maßnahmen somit auch zielführend in die Praxis tragen kann.

Literaturverzeichnis

Abel, T. & Sommerhalder, K. (2015). Gesundheitskompetenz/ Health Literacy. Das Konzept und seine Operationalisierung. *Bundesgesundheitsblatt Gesundheitsforschung Gesundheitsschutz, 58*(9), 923-929.

Al-Yateem, N. (2012). Child to adult: transitional care for young adults with cystic fibrosis. *British Journal of Nursing, 21*(14), 850-854.

Aldiss, S., Ellis, J., Cass, H., Pettigrew, T., Rose, L. & Gibson, F. (2015). Transition From Child to Adult Care - 'It's Not a One-Off Event': Development of Benchmarks to Improve the Experience. *Journal of Pediatric Nursing, 30*(5), 638-647.

Applebaum, M. A., Lawson, E. F. & von Scheven, E. (2013). Perception of transition readiness and preferences for use of technology in transition programs: teens' ideas for the future. *International Journal of Adolescent Medicine and Health, 25*(2), 119-125.

Bachmann, S. (2014). *Die Situation von Eltern chronisch kranker Kinder*. Bern: Huber

Becher, C. (2012). Vom Transfer zur Transition: Jugendliche mit chronischen Erkrankungen. *Krankenpflege SBK = Soins infirmières = Cure infermieristiche, 105*(11), 22-24.

Begley, T. (2013). Transition to adult care for young people with long-term conditions. *British Journal of Nursing, 22*(9), 506, 508-511.

Berg Kelly, K. (2011). Sustainable transition process for young people with chronic conditions: a narrative summary on achieved cooperation between paediatric and adult medical teams. *Child: Care, Health and Development, 37*(6), 800-805.

Berk, L. E. (2011). *Entwicklungspsychologie* (5., aktualisierte Auflage). München: Pearson Studium.

Bortz, J. & Döring, N. (2015). *Forschungsmethoden und Evaluation für Human- und Sozialwissenschaftler* (Kartonierte Sonderausgabe). Heidelberg: Springer.

Bravo, P., Edwards, A. & Barr, P. (2015). Conceptualising patient empowerment: a mixed-methods study. *BMC Health Services Research, 15*(252).

Bundesärztekammer. (2015). *(Muster-) Berufsordnung für die in Deutschland tätigen Ärztinnen und Ärzte*. Zugriff am 21.01.2017. Verfügbar unter http://www.bundesaerztekammer.de/fileadmin/user_upload/downloads/pdf-Ordner/MBO/MBO_02.07.2015.pdf

Bundesministeriums der Justiz und für Verbraucherschutz. (2012). *SGB VIII Kinder- und Jugendhilfe*. Zugriff am 28.07.2016. Verfügbar unter https://www.destatis.de/DE/Methoden/Rechtsgrundlagen/Statistikbereiche/Inhalte/575_SGB_VIII_KinderJugendhilfe.pdf?__blob=publicationFile

Bundesrepublik Deutschland (Hrsg.). (1989).*Fünftes Buch Sozialgesetzbuch - Gesetzliche Krankenversicherung*. Zugriff am 10.04.2016. Verfügbar unter http://dejure.org/gesetze/SGB_V/12.html

Burnard, P. (1991). A method of analysing interview transcripts in qualitative research. *Nurse Education Today, 11*, 461-466.

© Springer Fachmedien Wiesbaden GmbH, ein Teil von Springer Nature 2019
N. Hubenthal und M. Zimmermann, *Transition von der Pädiatrie in die Erwachsenenversorgung*, Best of Pflege, https://doi.org/10.1007/978-3-658-25237-3

Caflish, M. (2013). Wenn chronisch kranke Jugendliche erwachsen werden. *Pädiatrie, 2,* 4-10.

Castrejon, I. (2012). Transitional care programs for patients with rheumatic diseases: review of the literature. *Reumatología Clínica, 8*(1), 20-26.

Deutsche Gesellschaft für Pflegewissenschaften e.V. *Fragen zur ethischen Reflexion.* Zugriff am 01.08.2016. Verfügbar unter http://www.dgpflegewissenschaft.de/pdf/FragenEthReflexion.pdf

Deutsche Gesellschaft für Psychologie (Hrsg.). (2004). *Revision der auf die Forschung bezogenen ethischen Richtlinien.* Zugriff am 01.08.2016. Verfügbar unter https://www.dgps.de/index.php?id=96422

Deutsche Gesellschaft für Sozialpädiatrie und Jugendmedizin e.V. (2009). *Kranke Jugendliche fallen mit dem Erwachsenwerden in ein Versorgungsloch.* Zugriff am 28.07.2016.   Verfügbar   unter http://www.dgspj.de/wpcontent/uploads/servicepressemitteilungen-kampagne-transition-dezember-2009.pdf

Deutsche Gesellschaft für Transitionsmedizin. (2016). Zugriff am 25.02.2016. Verfügbar unter www.transitionsmedizin.de

Deutsche Rheuma-Liga Bundesverband e.V. (2017). *Mein Rheuma wird erwachsen.* Zugriff am 15.01.2017. Verfügbar unter https://mein-rheuma-wird-erwachsen.de

Dharmapuri, S., Best, D., Kind, T., Silber, T. J., Simpson, P. & D'Angelo, L. (2015). Health literacy and medication adherence in adolescents. *Journal of Pediatrics, 166*(2), 378-382.

Dierks, M. L. & Kaiser, B. (2016). Gesundheitskompetenz in der Transition. In M. Oldhafer (Hrsg.). *Transitionsmedizin - Multiprofessionelle Begleitung junger Erwachsener mit chronischer Krankheit* (S. 189-197). Stuttgart: Schattauer.

Ernst, G. (2014). *Fit für den Wechsel - Transitionsmodul im modularen Schulungsprogramm ModuS.* Zugriff am 05.03.2016. Verfügbar unter http://www.kompetenznetzpatientenschulung.de/modus-transitionsschulung/

Erpenbeck, J. (Hrsg.). (2010). *Kompetenzen - eine begriffliche Erklärung.* Münster: Waxmann.

Erpenbeck, J. & von Rosenstiel, L. (Hrsg.). (2007). *Handbuch Kompetenzmessung* (2. Aufl.). Stuttgart: Schäfer-Poeschel.

Fenton, N., Ferris, M., Ko, Z., Javalkar, K. & Hooper, S. R. (2015). The relationship of health care transition readiness to disease-related characteristics, psychosocial factors, and health care outcomes: Preliminary findings in adolescents with chronic kidney disease. *Journal of Pediatric Rehabilitation Medicine: An Interdisciplinary Approach 8,*13-22.

Ferris, M. E., Cuttance, J. R., Javalkar, K., Cohen, S. E., Phillips, A., Bickford, K.et al. (2015). Self-management and transition among adolescents/young adults with chronic or end-stage kidney disease. *Blood Purification, 39*(1-3), 99-104.

Findorff, J., Müther, S., Moers, A., Nolting, H.-D. & Burger, W. (2016). *Das BerlinerTransitionsProgramm. Sektorübergreifendes Strukturprogramm zur Transition in die Erwachsenenmedizin.* Berlin: De Gruyter.

Fishman, L. N., Ziniel, S. I., Adrichem, M. E., Fernandes, S. M. & Arnold, J. (2014). ProviderAwareness Alone Does Not Improve Transition Readiness Skills in Adolescent Patients With Inflammatory Bowel Disease. *Journal of Pediatric Gastroenterology and Nutrition, 59*(2), 221-224.

Flick, U. (2005). *Qualitative Sozialforschung: eine Einführung.* Reinbeck: Rowohlt Verlag.

Ganser, G. (2005). Versorgungskonzepte für die Überleitung in das Erwachsenenalter (Transition). *Aktuelle Rheumatologie, 30*(03), 168-171.

Gelbmann, C. M. & Melter, M. (2010). Chronisch kranke Kinder werden erwachsen. Was lernt der Internist vom Pädiater? *Der Internist, 51*(4), 482-488.

Gleeson, H. & Turner, G. (2012). Transition to adult services. *Archives of Disease in Childhood, 97*(3), 86-92.

Gmelin, Y. (2005). Rheumatologische Versorgung Jugendlicher und junger Erwachsener aus der Sicht der Betroffenen. *Aktuelle Rheumatologie, 30*(3), 176-178.

Haas-Unmüßig, P. & Schmid, C. (2010). *Der Diskurs zu den Gütekriterien der qualitativen Forschung.* Bern: Hans Huber.

Havinghurst, R. J. (1953). *Human Development and Education.* New York: David McKay.

Herrmann-Garitz, C., Muehlan, H., Bomba, F., Thyen, U. & Schmidt, S. (2015). Konzeption und Erfassung der gesundheitsbezogenen Transitionskompetenz von Jugendlichen mit chronischen Erkrankungen - Entwicklung und Prüfung eines Selbstbeurteilungsinstrumentes. *Das Gesundheitswesen.* doi: http://dx.doi.org/10.1055/s-0035-1549986

Hurrelmann, K. & Quenzel, G. (2013). *Lebensphase Jugend – Eine Einführung in die sozialwissenschaftliche Jugendforschung.* Weinheim: Juventa.

Hussy, W., Schreier, M. & Echterhoff, G. (2013). *Forschungsmethoden in Psychologie und Sozialwissenschaften für Bachelor* (2. Auflage). Berlin und Heidelberg: Springer.

Javalkar, K., Fenton, N., Cohen, S. & Ferris, M. (2014). Socioecologic factors as predictors of readiness for self-management and transition, medication adherence, and health care utilization among adolescents and young adults with chronic kidney disease. *Preventing Chronic Disease, 11*, E117.

Javalkar, K., Johnson, M., Kshirsagar, A. V., Ocegueda, S., Detwiler, R. K. & Ferris, M. (2016). Ecological Factors Predict Transition Readiness/Self-Management in Youth With Chronic Conditions. *Journal of Adolescent Health, 58*(1), 40-46.

Kapellen, T. M. & Kiess, W. (2015). Transition of adolescents and young adults with endocrine diseases to adult health care. *Best Practice & Research ClinicalEndocrinology and Metabolism, 29*(3), 505-513.

Keller, K. M. (2010). Transition bei Jugendlichen mit CED. *Monatsschrift Kinderheilkunde, 158*(8), 738-744.

KfH Kuratorium für Dialyse und Nierentransplantation e.V. (2013). *endlich erwachsen -*

*Transferprogramm für nierenkranke Jugendliche.*Zugriff am 10.03.2016. Verfügbar unter https://www.kfh.de/fileadmin/downloads/broschue_ee2013.pdf

Kraus de Camargo, O. (2010). *Transition in den USA und Kanada.* Zugriff am 04.03.2016. Verfügbar unter http://www.kinderaerztlichepraxis. de/index.php?id=5113&tx_n98kirchheimarchiv_pi1[search]=transition&tx_n98ki rchheimar-chiv_pi1[year]=1&tx_n98kirchheimarchiv_pi1[page]=&tx_n98kirchheimarchiv_pi1[sho wDe-tail]=17678&tx_n98kirchheimarchiv_pi1[magazine][0]=Kinder%C3%A4rztliche%20Pra xis

Kreuzer, M., Prüfe, J., Bethe, D., Vogel, C., Großhenning, A. & Koch, A. (2014). The TRANSNephro-study examining a new transition model for post-kidney transplant adolescents and an analysis of the present health care: study protocol for a randomized controlled trial. *Trials, 15*(505).

Kreuzer, M., Prüfe, J., Oldhafer, M., Bethe, D., Dierks, M. L. & Müther, S. (2015). Transitional Care and Adherence of Adolescents and Young Adults After Kidney Transplantation in Germany and Austria. *Medicine, 94*(48), 1-8.

Lamnek, S. (2010). *Qualitative Sozialforschung.* Weinheim, Basel: Belz.

Lenartz, N., Soellner, R. & Rudinger, G. (2014). Gesundheitskompetenz. *Zeitschrift für Erwachsenenbildung, 2,* 29-32.

Lincoln, Y. S. & Guba, E. G. (1985). *Naturalistic Inquiry.* Newbury Park, London & New York: SAGE Publications.

Lohaus, A., Vierhaus, M. & Maass, A. (2010). *Entwicklungspsychologie des Kindes- und Jugendalters.* Heidelberg: Springer.

Lopez, K. N., Karlsten, M., Bonadoce De Nigris, F., King, J., Salciccioli, K., Jiang, A.et al. (2015). Understanding aged-based transitions needs: Perspectives from adolescents and adults with congenital heart disease. *Congenital Heart Disease, 10*(6), 561-571.

Mayring, P. (2002). *Einführung in die qualitative Sozialforschung* (5. Auflage). Weinheim und Basel: Belz.

Minden, K. & Niewerth, M. (2015). Transition - ein erfolgreiches Konzept in der Behandlung der JIA. *Aktuelle Rheumatologie, 40*(4), 268-274.

Müther, S., Rodeck, B., Wurst, C. & Nolting, H. D. (2014). Transition von Jugendlichen mit chronischen Erkrankungen in die Erwachsenenmedizin. *Monatsschrift Kinderheilkunde, 162*(8), 711-718.

Neuhauser, H. & Poethko-Müller, C. (2014). Chronische Erkrankungen und impfpräventable-Infektionserkrankungen bei Kindern und Jugendlichen in Deutsch-land.*Bundesgesundheitsblatt - Gesundheitsforschung - Gesundheitsschutz, 57*(7), 779-788.

Nolting, H. D. & Schmuker, C. (2016). Transition aus gesundheitspolitischer und aus Finan-zierungssicht. In M. Oldhafer (Hrsg.), *Transitionsmedizin – Multiprofessionelle Beglei-tung junger Erwachsener mit chronischer Krankheit* (S. 35-44). Stuttgart: Schattauer.

Nutbeam, D. (2000). Health literacy as a public health goal: A challenge for contemporary health education and communication strategies into the 21st century. *Health Promotion International, 15*, 259–267.

Okan, O., Pinheiro, P., Zamora, P. & Bauer, U. (2015). Health Literacy bei Kindern und Jugendlichen. Ein Überblick über den aktuellen Forschungsstand. *Bundesgesundheitsblatt Gesundheitsforschung Gesundheitsschutz, 58*(9), 930-941.

Oldhafer, M. (2016). *Transitionsmedizin. Multiprofessionelle Begleitung junger Erwachsener mit chronischer Krankheit.* Stuttgart: Schattauer.

Patel, N., Ferris, M. & Rak, E. (2016). Health and Nutrition Literacy and Adherence to Treatment in Children, Adolescents, and Young Adults With Chronic Kidney Disease and Hypertension, North Carolina, 2015. *Preventing Chronic Disease, 13.*

Plevinsky, J. M., Gumidyala, A. P. & Fishman, L. N. (2015). Transition experience of young adults with inflammatory bowel diseases (IBD): a mixed methods study. *Child: Care, Health and Development, 41*(5), 755-761.

Prakke, H. & Wurster, J. (1999). Gütekriterien für qualitative Forschung. *Pflege, 12*, 183-186.

Radke, M. (2015). Chronisch entzündliche Darmerkrankungen - Transition von der Jugend zur Erwachsenenmedizin. *Deutsche Medizinische Wochenschrift, 140*, 673-678.

Reisch, N. & Reincke, M. (2014). Transitionsmedizin in Deutschland. In S. vom Dahl, F. Lammert, K. Ullrich & U. Wendel (Hrsg.), *Angeborene Stoffwechselerkrankungen bei Erwachsenen* (S. 36-40). Heidelberg: Springer.

Rodeck, B. (2014). *Mitteilung AG Transition der DGKJ, DGIM und DGN.* Zugriff am 02.03.2016. Verfügbar unter http://www.dgim.de/Presse/Ver%C3%B6ffentlichungenderDGIM/PPTransition/tabid/448/Default.aspx

Rudinger, G. (2015). Gesundheitskompetenz. *Der Diabetologe, 11*(8), 645-648.

Sachverständigenrat zur Begutachtung der Entwicklung im Gesundheitswesen. (2009). Koordination und Integration - Gesundheitsversorgung in einer Gesellschaft des längeren Lebens. Zugriff am 25.02.2016. Verfügbar unter http://dip21.bundestag.de/dip21/btd/16/137/1613770.pdf

Sawicki, G. S., Kelemen, S. & Weitzman, E. R. (2014). Ready, set, stop: mismatch betweenself-care beliefs, transition readiness skills, and transition planning among adolescents, young adults, and parents. *Clinical Pediatrics, 53*(11), 1062-1068.

Schmidt, S., Herrmann-Garitz, C., Bomba, F. & Thyen, U. (2016). A multicenter prospective quasi-experimental study on the impact of a transition-oriented generic patient education program on health service participation and quality of life in adolescents and young adults. *Patient Education and Counseling, 99*(3), 421-428.

Schnell, M. W. & Heinritz, C. (2006). *Forschungsethik. Ein Grundlagen- und Arbeitsbuch für die Gesundheits- und Pflegewissenschaft.* Bern: Huber.

Scholz, C. (2014). *Generation Z: Wie sie tickt, was sie verändert und warum sie uns alle ansteckt.* Weinheim: Wiley.

Schwartz, L., Tuchman, L., Hobbie, W. & Ginsberg, J. (2011). A social-ecological model of readiness for transition to adult-oriented care for adolescents and young adults with chronic health conditions. *Child: Health, Care and Development, 37,* 883-895

Schweizerische Akademie der Medizinischen Wissenschaften (Hrsg.). (2009). *Forschung mit Menschen. Ein Leitfaden für die Praxis.* Bern.

Shell Deutschland (Hrsg.). (2015). *Jugend 2015: 17. Shell Jugendstudie.* Frankfurt am Main: Fischer.

Soellner, R., Huber, S., Lenartz, N. & Rudinger, G. (2009). Gesundheitskompetenz – ein vielschichtiger Begriff. *Zeitschrift für Gesundheitspsychologie, 17*(3), 105-113.

Steinke, I. (1999). *Kriterien qualitativer Forschung. Ansätze zur Bewertung qualitativempirischer Sozialforschung.* Weinheim: Juventa Verlag.

Strauss, A. & Corbin, J. (1996). *Grundlagen qualitativer Sozialforschung.* Weinheim und Basel: Beltz.

Syverson, E. P., McCarter, R., He, J., D'Angelo, L. & Tuchman, L. K. (2016). Adolescents' Perceptions of Transition Importance, Readiness, and Likelihood of Future Success: The Role of Anticipatory Guidance. *Clinical Pediatrics, 55*(11), 1020-1025.

Telfair, J., Alexander, L., Loosier, P., Alleman-Velez, P. & Simmons, J. (2004). Providers' perspectives and beliefs regarding transition to adult care for adolescents with sickle cell disease. *Journal of Health Care for the Poor and Undeserved, 15,* 443-461

Thyen, U., Bomba, F., Menrath, I., Schmidt, J., Szczepanski, R., Ernst, G.et al. (2016). Patientenschulungen in der Transition. *Pädiatrie & Pädologie, 51*(S1), 30-35.

Ullrich, G. (2016). Transition aus entwicklungspsychologischer Sicht. In M. Oldhafer (Hrsg.), *Transitionsmedizin - Multiprofessionelle Begleitung junger Erwachsener mit chronischer Erkrankung* (S. 10 - 21). Stuttgart: Schattauer.

van Staa, A., van der Stege, H. A., Jedeloo, S., Moll, H. A. & Hilberink, S. R. (2011). Readiness to transfer to adult care of adolescents with chronic conditions: exploration of associated factors. *Journal of Adolescent Health, 48*(3), 295-302.

van Staa, A. L., Jedeloo, S., van Meeteren, J. & Latour, J. M. (2011). Crossing the transitionchasm: experiences and recommendations for improving transitional care of young adults, parents and providers. *Child: Care, Health & Development, 37*(6), 821-832.

Wagner, F. & Schnepp, W. (Hrsg.). (2010). *Familiengesundheitspflege in Deutschland.* Bern: Hans Huber

World Health Organization. (1998). *Health Promotion Glossary.* Zugriff am 19.10.2016. Verfügbar   unter: http://www.who.int/healthpromotion/about/HPR%20Glossary%201998.pdf?ua=1

Zamora, P., Pinheiro, P., Okan, O., Bitzer, E.-M., Jordan, S., Bittlingmayer, U. H.et al. (2015). „Health Literacy" im Kindes- und Jugendalter. *Prävention und Gesundheitsförderung,10*(2), 167-172.

Anlagen

Anlage 1: Onlinefragebogen

Begrüßungstext

Hallo!

wir freuen uns, dass Du unseren Fragebogen ausfüllen möchtest!

Darum geht's:

Mit dem Erwachsenwerden ist der Wechsel **vom Kinderarzt in die Erwachsenenmedizin** bei Jugendlichen und jungen Erwachsenen mit **chronischer Erkrankung** notwendig. Wir wollen herausfinden, was Du im Umgang mit Deiner Erkrankung alleine "managen" kannst und wo Du noch Hilfe brauchst!

Wer kann mitmachen?

Jugendliche und junge Erwachsene zwischen **12 – 25 Jahren** mit einer **chronischen Erkrankung,** die entweder beim **Kinderarzt** oder beim **Erwachsenenmediziner** in Behandlung sind. Wichtig ist aber, dass Du **vorher** mit Deiner Erkrankung beim Kinderarzt in Behandlung gewesen bist!

Wie lange dauert das?

Das Beantworten der Fragen dauert **ca. 5 - 10 Minuten.**

Warum das alles?

Damit z.B. Ärzte und Pflegepersonal wissen, wie sie Dir am besten helfen können!

Und sonst?

Deine Antworten werden **anonym** erfasst! Als Dankeschön verlosen wir einen Amazon-Gutschein im Wert von 20€. Wenn Du möchtest, kannst Du dafür am Ende der Befragung Deine Email-Adresse angeben.

Wer wir sind

Wir heißen Marit Zimmermann und Natalie Hubenthal. Diese Studien führen wir im Rahmen unserer Masterarbeit an der Hochschule für Gesundheit in Bochum durch.

Viele Grüße

Marit Zimmermann und Natalie Hubenthal

Mit dem Klick auf "Weiter" bestätigst Du, dass Du über die Studie informiert wurdest und freiwillig daran teilnimmst!

| Weiter |

© Springer Fachmedien Wiesbaden GmbH, ein Teil von Springer Nature 2019
N. Hubenthal und M. Zimmermann, *Transition von der Pädiatrie in die Erwachsenenversorgung*, Best of Pflege, https://doi.org/10.1007/978-3-658-25237-3

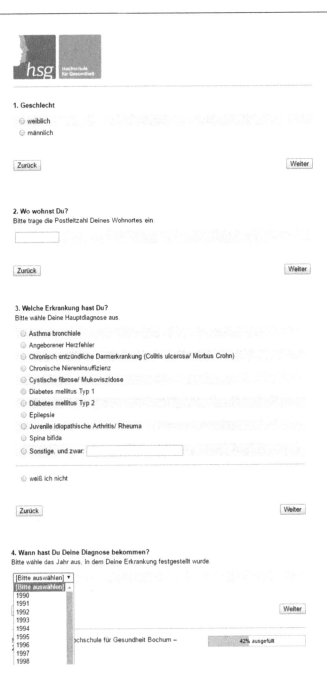

5. In welcher ärztlichen Betreuung befindest Du Dich zurzeit?
Bitte kreuze an, welchen Arzt/ welche Ärztin Du wegen Deiner Erkrankung aufsuchst.

○ Kinderarzt/ Kinderärztin

○ Erwachsenenmediziner/in

○ weiß ich nicht

[Zurück]   [Weiter]

6. Wie alt warst Du, als Du von der Kinder- und Jugendmedizin in die Erwachsenenmedizin gewechselt bist?

[Bitte auswählen] ▼
[Bitte auswählen]
8
9
10
11
12
13
14

[Weiter]

ochschule für Gesundheit Bochum –   58% ausgefüllt

Transitionskompetenz-Fragebogen mit Einleitung

Jetzt folgen einige Aussagen zum Umgang mit Deiner Krankheit!

Das ist kein Test und es geht nicht um "richtig" oder "falsch" - es geht um Deine persönliche Einschätzung!

	Stimmt nicht	Stimmt kaum	Stimmt eher	Stimmt genau
Ich kenne Besonderheiten meiner Krankheit, die ich bei meiner Berufswahl beachten muss.	○	○	○	○
Ich weiß, was ich meinem Arbeitgeber über meine Erkrankung sagen muss.	○	○	○	○
Ich weiß, worauf ich auf Grund meiner Krankheit achten muss, wenn ich alleine wohne.	○	○	○	○
Ich weiß, was im Notfall zu tun ist.	○	○	○	○
Ich kenne den Einfluss von Alkohol, Nikotin und Drogen auf meine Erkrankung.	○	○	○	○
Ich kenne den Zusammenhang zwischen meiner Erkrankung und Sexualität, Verhütung, Kinderwunsch, Schwangerschaft und Vererbung.	○	○	○	○
Ich kenne die Unterschiede zwischen der Erwachsenenmedizin und der Kinder- & Jugendmedizin.	○	○	○	○
Ich weiß, wie ich versichert bin und welche Leistungen meine Krankenkasse bezahlt.	○	○	○	○
Ich habe mich mit dem Übergang von meinem Kinderarzt zu einem Erwachsenenarzt (Transition) beschäftigt.	○	○	○	○
Ich fühle mich auf den Übergang in die Erwachsenenmedizin gut vorbereitet.	○	○	○	○

Freies Eingabefeld

7. Was möchtest Du sonst noch mitteilen?

[   ]

[Zurück]   [Weiter]

Möglichkeit zur Teilnahme am Gewinnspiel

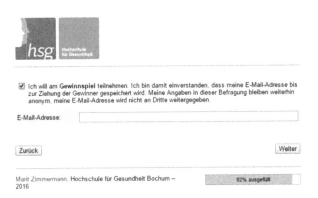

☑ Ich will am **Gewinnspiel** teilnehmen. Ich bin damit einverstanden, dass meine E-Mail-Adresse bis zur Ziehung der Gewinner gespeichert wird. Meine Angaben in dieser Befragung bleiben weiterhin anonym, meine E-Mail-Adresse wird nicht an Dritte weitergegeben.

E-Mail-Adresse: [   ]

[Zurück]   [Weiter]

Marit Zimmermann, Hochschule für Gesundheit Bochum –   [92% ausgefüllt]
2016

Abschluss

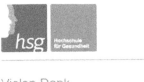

Vielen Dank,

dass Du an unserem Fragebogen teilgenommen hast!

Wenn Du noch Fragen oder sonstige Anliegen hast, freuen wir uns, von Dir zu hören!

Kontakt: Marit Zimmermann - mzimmermann@hs-gesundheit.de

Marit Zimmermann, Hochschule für Gesundheit Bochum –
2016

Anlage 2: Transitionskompetenz-Fragebogen

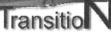

Transitionskompetenz - Fragebogen

Ernst-Moritz-Arndt-Universität Greifswald
Institut für Psychologie

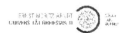

		Stimmt nicht	Stimmt kaum	Stimmt eher	Stimmt genau
1.	Ich kenne Besonderheiten meiner Krankheit, die ich bei meiner Berufswahl beachten muss.	○	○	○	○
2.	Ich weiß, was ich meinem Arbeitgeber über meine Erkrankung sagen muss.	○	○	○	○
3.	Ich weiß, worauf ich auf Grund meiner Krankheit achten muss, wenn ich alleine wohne.	○	○	○	○
4.	Ich weiß, was im Notfall zu tun ist.	○	○	○	○
5.	Ich kenne den Einfluss von Alkohol, Nikotin und Drogen auf meine Erkrankung.	○	○	○	○
6.	Ich kenne den Zusammenhang zwischen meiner Erkrankung und Sexualität, Verhütung, Kinderwunsch, Schwangerschaft und Vererbung.	○	○	○	○
7.	Ich kenne die Unterschiede zwischen der Erwachsenenmedizin und der Kinder- & Jugendmedizin.	○	○	○	○
8.	Ich weiß, wie ich versichert bin und welche Leistungen meine Krankenkasse bezahlt.	○	○	○	○
9.	Ich beschäftige mich mit dem Übergang von meinem Kinderarzt zu einem Erwachsenenarzt (Transition) beschäftigt.	○	○	○	○
10.	Ich fühle mich auf den Übergang in die Erwachsenenmedizin gut vorbereitet.	○	○	○	○

Kontakt: Prof. Dr. Silke Schmidt | Institut für Gesundheit und Prävention | Robert-Blum-Straße 13 | 17489 Greifswald
℡ +49 3834 86 3800 ✉ gesundheit.praevention@uni-greifswald.de

Anlage 3: Interviewleitfaden

Phase	Thema	Orientierungshilfen
Intervieweinstieg	Personenbezogene Daten	Alter Name der Erkrankung Mit welchen Alter erfolgte die Diagnosestellung? Wie lange bereits in der Erwachsenenversorgung? Status aktuell: Schule, Ausbildung, Studium, Beruf
Erzählaufforderung		Was hätte den Wechsel erleichtern können? Hilfen beim Transitionsprozess (Transitionshelfer, Schulung, spezielle Sprechstunde, Checkliste, App) Vorher Informationen erhalten? Unterschiede zwischen Pädiatrie und Erwachsenenmedizin? Erster Besuch beim neuen Arztes Gut Angekommen in Erwachsenenversorgung → Vertrauen aufgebaut Positive und/oder negative Erinnerungen an die eigene Transition
	Kompetenzen (entsprechen Kompetenz-Assessmenttool)	Beruf/ Berufswahl Wohnsituation Notfallmanagement „Party" → Alkohol, Nikotin und Drogen Familienplanung Struktur (Versicherung, Leistungen, etc)
Interviewabschluss		Was ist noch offen geblieben?/ Noch was nicht gesagt worden?

Anlage 4: Informationsschreiben Multiplikatoren

Studienaufruf Multiplikatoren

Hochschule für Gesundheit
University of Applied Sciences

Bedarf hinsichtlich der Transition von der pädiatrischen- in die Erwachsenenversorgung – welche Bedürfnisse und Gesundheitskompetenzen haben Jugendliche und junge Erwachsene mit einer chronischen Erkrankung?

Department für Angewandte
Gesundheitswissenschaften
Department of Applied Health Sciences

Studiengang Pflege

Gesundheitscampus 6-8 D-44801 Bochum

Prof. Dr. Sandra Bachmann

Tel. +49 234 77727-637
Fax +49 234 77727-837

sandra.bachmann@hs-gesundheit.de

Sehr geehrte Damen und Herren,

Transition ist „der geplante Übergang von einer Kind-zentrierten zu einer Erwachsenen-zentrierten Gesundheitsversorgung" [1]. Dieser ist mit der Volljährigkeit, in Ausnahmefällen mit spätestens dem 25. Lebensjahr, notwendig. Transition ist ein Prozess, der über mehrere Jahre andauert und in dem mehrere Veränderungsprozesse stattfinden. Dabei spielen sowohl Lösungs- als auch Adaptionsprozesse eine zentrale Rolle. Die Jugendlichen müssen sich hier von ihren gewohnten Strukturen, Einrichtungen und Bezugspersonen lösen und sich in einem anderen Setting wieder an sie anpassen [2]. Der Wechsel bedeutet eine große Veränderung in einer ohnehin schon sensiblen Lebensphase. Während das Erwachsenwerden an sich eine große Herausforderung ist, so gilt es nun auch den eigenverantwortlichen Umgang mit der Erkrankung zu entwickeln. Mit dem Eintritt in die Volljährigkeit ist dies angesichts der durch die Erkrankung häufig verzögerten Entwicklung, meist nicht der Fall.

Worum geht es?

Mit dieser Studie möchten wir einerseits herausfinden, was für die Jugendlichen und jungen Erwachsenen im Übergang zwischen Pädiatrie und Erwachsenenmedizin wichtig ist; welche Wünsche sie dabei an die Ärzte, das Pflegepersonal, Therapeuten oder sonstige Beteiligte haben. Auf der anderen Seite interessiert uns, was die Patienten bereits über ihre Erkrankung wissen, was sie selbstständig organisieren und wo sie noch Hilfe ihrer Eltern benötigen. Konkrete Fragestellungen sind dabei:

1) Welche Bedürfnisse und Wünsche stellen chronisch kranke Jugendliche an die Transition?

2) Welche transitionsrelevanten Gesundheitskompetenzen haben chronisch kranke Jugendliche und junge Erwachsene vor dem Übergang in die Erwachsenenversorgung?

Wie ist der Ablauf der Studie?

Zur Beantwortung der Forschungsfragen bietet sich ein Mixed-Method Ansatz an, bei dem qualitative und quantitative Daten erhoben werden. Dies soll bezüglich der ersten Forschungsfrage (Bedürfnisse und Wünsche) mittels eines qualitativen Forschungsdesigns geprüft und im zweiten Fall (Gesundheitskompetenz) durch ein quantitatives Design erarbeitet werden.

Wer wird gesucht?

Für die **Interviews** werden Probanden gesucht, die bereits in der Erwachsenenversorgung betreut werden, maximal 25 Jahre alt sind und in NRW wohnen. Der **Onlinefragebogen** richtet sich an Patienten im Alter von 12-25 Jahren, die sowohl in pädiatrischer als auch in der Erwachsenenversorgung betreut werden. Zudem gilt als weiteres Einschlusskriterium für beide Fragestellungen das Vorliegen der nach Müther et al. (2014) definierten Patientengruppen 1 und 2, das heißt Erkrankungen, die in der Erwachsenenmedizin bereits bekannt sind, wie zum Beispiel Diabetes mellitus Typ I, Epilepsie, Asthma bronchiale, Chronisch entzündliche Darmerkrankungen oder bestimmte Hormonstörungen. Sowie Erkrankungen, die in der Erwachsenenmedizin weitgehend unbekannt sind, zum Beispiel Cystische Fibrose oder seltene Stoffwechselerkrankungen, dessen Patienten das Erwachsenenalter bis vor einiger Zeit noch nicht erreicht haben. Patienten der Gruppe 3 mit geistiger- und/ oder Mehrfachbehinderung werden für diese Untersuchung nicht mitberücksichtigt [3].

Was passiert mit den Daten?

Alle Daten, die wir von den Patienten aus den Interviews verwenden, werden nur in verschlüsselter Form gespeichert und verarbeitet. Das heißt, dass wir sie mit einer Nummer beschriften und nirgendwo den Namen, das Geburtsdatum, die Adresse oder sonstige Informationen, die auf die Patienten zurückzuführen sind, nennen. Falls der Patient nicht mehr an der Studie teilnehmen möchte, werden alle persönlichen Daten sowie das Interview komplett gelöscht und nicht mehr verwendet.

Das Ausfüllen der Onlinefragebögen ist anonym. An personenbezogenen Daten werden hier Geschlecht, Geburtsjahr, Erkrankung und Postleitzahl erfasst. Die Daten, die für die optionale Teilnahme an der Verlosung benötigt werden, werden von dem Datensatz des Fragebogens getrennt und können somit nicht in Verbindung gebracht werden. Zu allen Daten haben nur folgende Personen Zugriff: Prof. Dr. Sandra Bachmann, Prof. Dr. Thomas Hering, Natalie Hubenthal und Marit Zimmermann.

Wir werden die Daten nur für diese Studie verwenden und nicht an andere Personen oder Firmen weitergeben. Auch wenn Studienergebnisse in Fachzeitschriften veröffentlicht werden sollten, erscheinen keine Namen der Teilnehmer.

Warum wird diese Studie durchgeführt?

Ziel dieser Arbeit ist eine individuelle, alters- und entwicklungsgerechte Betreuung für die Jugendlichen hinsichtlich von Transition zu erreichen und festzustellen, ob dafür und in welcher Form in NRW Transitionsprogramme und Schulungen notwendig sind.

Was ist sonst noch wichtig?

Die Teilnahme an der Studie ist freiwillig, sie kann jederzeit und ohne Angabe von Gründen abgebrochen werden. Es entstehen zudem keine Kosten für die Teilnehmer.

Wir verlosen unter allen Teilnehmern zwei Amazon-Gutscheine im Wert von je 20€ (einen Gutschein unter den Interview-Teilnehmern und einen unter den Fragebogen-Teilnehmern; die Studie steht in keiner Verbindung zu Amazon).

Ansprechpartnerinnen

Wir sind Natalie Hubenthal und Marit Zimmermann, beide Gesundheits- und Kinderkranken-pflegerinnen und studieren zurzeit den Masterstudiengang Evidence-based Health Care an der Hochschule für Gesundheit in Bochum. Die Studie führen wir im Rahmen unserer Abschlussarbeit durch, welche durch Prof. Dr. Sandra Bachmann betreut wird. Bei Fragen oder sonstigen Anliegen können Sie uns gerne unter der Telefonnummer 0234/ 77727-637 oder per E-Mail (mzimmermann@hs-gesundheit.de, nhubenthal@hs-gesundheit.de) kontaktieren. Wir freuen uns, wenn Sie Ihre Patienten und ggf. deren Eltern über unseren Studienaufruf informieren würden!

Referenzen

[1] Deutsche Gesellschaft für Transitionsmedizin. (2016). *Über uns.* Zugriff am 25.02.2016. Verfügbar unter: http://www.transitionsmedizin.de/index.php/ueber-uns

[2] Oldhafer, M. (2016). *Transitionsmedizin – Multiprofessionelle Begleitung junger Erwachsener mit chronischer Krankheit.* Stuttgart: Schattauer.

[3] Müther, S., Rodeck, B., Wurst, C. & Nolting, H. D. (2014). Transition von Jugendlichen mit chronischen erkrankungen in die Erwachsenenmedizin. *Monatsschrift Kinderheilkunde, 162*(8), 711-718.

Anlage 5: Informationsschreiben Eltern

Studienaufruf Eltern

Hochschule für Gesundheit
University of Applied Sciences

Department für Angewandte
Gesundheitswissenschaften
Department of Applied Health Sciences

Studiengang Pflege

Gesundheitscampus 6-8 D-44801 Bochum

Prof. Dr. Sandra Bachmann

Tel. +49 234 77727-637
Fax +49 234 77727-837

sandra.bachmann@hs-gesundheit.de

Bedarf hinsichtlich der Transition von der pädiatrischen- in die Erwachsenenversorgung – welche Bedürfnisse und Gesundheitskompetenzen haben Jugendliche und junge Erwachsene mit einer chronischen Erkrankung?

Liebe Eltern,

mit dem Erwachsenwerden fängt ein neuer Lebensabschnitt an und viele Dinge verändern sich, sowohl für Ihr Kind als auch für Sie. Dazu zählt auch, dass der Wechsel vom Kinderarzt in die Erwachsenenmedizin notwendig wird, was unter anderem den eigenständigen Umgang mit der Erkrankung voraussetzt. Plötzlich muss Ihr Kind selbstständig Arzttermine vereinbaren, an die Medikamente denken und die Fragen des Arztes eigenständig beantworten. Bei diesem anspruchsvollen Weg ist es wichtig, dass die Jugendlichen und jungen Erwachsenen gut durch die Gesundheitsprofessionellen unterstützt werden. Diese Begleitung auf dem Weg in die Erwachsenenmedizin nennt man Transition.

Worum geht es?

Mit dieser Studie möchten wir einerseits herausfinden, was Ihrem Kind beim Übergang zwischen Kinderarzt und Erwachsenenmedizin wichtig ist und welche Wünsche und Bedürfnisse dabei an die Ärzte, das Pflegepersonal, Therapeuten oder sonstige Beteiligte bestehen. Andererseits interessiert uns, was Ihr Kind bereits alles über die Krankheit weiß, was es schon alleine „managen" kann und wo es noch Ihre Unterstützung benötigt.

Wie ist der Ablauf der Studie?

Für die Beantwortung der Fragestellung setzen wir verschiedene Methoden ein. So möchten wir mit Ihrem Kind, wenn es bereits einen Erwachsenenmediziner aufsucht, ein circa 30-minütiges Interview führen, welches den Übergang von der Pädiatrie in die Erwachsenenmedizin reflektiert. Das Gespräch wird aufgezeichnet und anonymisiert. Der Ort, an dem das Interview stattfindet, kann von Ihnen und Ihrem Kind frei gewählt werden. Außerdem kann während des Gesprächs jederzeit Bescheid gesagt werden, wenn eine Pause benötigt wird oder das Gespräch beendet werden soll. Um herauszufinden, was Ihr Kind bereits alles über die Erkrankung weiß, was es schon alleine organisiert und wo es noch Ihre Hilfe benötigt, haben wir einen Fragebogen vorbereitet, den Ihr Kind im Internet ausfüllen kann.

Was passiert mit den Daten Ihres Kindes?

Alle Daten, die wir von Ihrem Kind aus den Interviews verwenden, werden nur in verschlüsselter Form gespeichert und verarbeitet. Sämtliche personenbezogene Daten werden entfernt oder so verändert, dass sie nicht mehr auf Ihr Kind zurückzuführen sind. Sollte Ihr Kind nicht mehr an der Studie teilnehmen wollen, werden alle persönlichen Daten sowie das Interview gelöscht und nicht mehr verwendet. Das Ausfüllen der Onlinefragebögen ist anonym. Ihr Kind wird lediglich nach ihrem/ seinem Alter und der Postleitzahl gefragt. Eine personenbezogene Rückverfolgung ist auch für uns nicht möglich. Zu allen Daten haben nur folgende Personen Zugriff: Prof. Dr. Sandra Bachmann, Prof. Dr. Thomas Hering, Natalie Hubenthal und Marit Zimmermann. Wir werden die Daten Ihres Kindes nur für diese Studie verwenden und nicht an andere Personen oder Firmen weitergeben. Auch wenn Studienergebnisse in Fachzeitschriften veröffentlicht werden sollten, erscheint nirgendwo der Name Ihres Kindes.

Wer wird gesucht?
Wir suchen Jugendliche und junge Erwachsene, die eine chronische Erkrankung, wie z.B. Epilepsie, Diabetes mellitus Typ I, Asthma bronchiale, Colitis ulcerosa oder Morbus Crohn, Rheuma, CF, Spina bifida oder eine Nieren-, Stoffwechsel- oder Hormonerkrankung haben. Den **Onlinefragebogen** können alle ausfüllen, die zwischen 12 und 25 Jahre alt sind. Für die **Interviews** suchen wir Jugendliche und junge Erwachsene, die den Arzt schon gewechselt haben und nicht älter als 25 Jahre alt sind. Wichtig ist aber, dass Ihr Kind vorher von einem Kinderarzt betreut worden ist.

Warum wird diese Studie durchgeführt?
Der Wechsel vom Kinderarzt zum Erwachsenenmediziner kann eine Herausforderung für Jugendliche darstellen. Wir führen diese Studie durch, damit alle Beteiligten, wie zum Beispiel Ärzte, Pflegepersonal oder Therapeuten, wissen, wie sie Sie und Ihr Kind am besten beim Arztwechsel unterstützen können!

Was ist sonst noch wichtig?
Die Teilnahme ist freiwillig und es entstehen keine Kosten. Außerdem kann die Teilnahme jederzeit und ohne Angabe von Gründen abgebrochen werden.
Wir verlosen unter allen Teilnehmern zwei Amazon-Gutscheine im Wert von je 20€ (einen Gutschein unter den Interview-Teilnehmern und einen unter den Fragebogen-Teilnehmern; die Studie steht in keinem Zusammenhang mit Amazon).

Ansprechpartnerinnen
Wir sind Natalie Hubenthal und Marit Zimmermann, beide Gesundheits- und Kinderkrankenpflegerinnen und studieren zurzeit den Masterstudiengang Evidence-based Health Care an der Hochschule für Gesundheit in Bochum. Die Studie führen wir im Rahmen unserer Abschlussarbeit durch, welche durch Prof. Dr. Sandra Bachmann betreut wird. Bei Fragen oder sonstigen Anliegen können Sie uns gerne unter der Telefonnummer 0234/ 77727-637 (Prof. Dr. Sandra Bachmann) oder per E-Mail (mzimmermann@hs-gesundheit.de, nhubenthal@hs-gesundheit.de) kontaktieren.

Wir freuen uns sehr, wenn Ihr Kind die Erlaubnis bekommt, sich für ein Interview zu melden oder unseren Online-Fragebogen ausfüllt!

Anlage 6: Informationsschreiben Teilnehmende

Studienaufruf Jugendliche

Bedarf hinsichtlich der Transition von der pädiatrischen- in die Erwachsenenversorgung – welche Bedürfnisse und Gesundheitskompetenzen haben Jugendliche und junge Erwachsene mit einer chronischen Erkrankung?

Hochschule für Gesundheit
University of Applied Sciences

Department für Angewandte
Gesundheitswissenschaften
Department of Applied Health Sciences

Studiengang Pflege

Gesundheitscampus 6-8 D-44801 Bochum

Prof. Dr. Sandra Bachmann

Tel. +49 234 77727-637
Fax +49 234 77727-837

sandra.bachmann@hs-gesundheit.de

Liebe Studieninteressierte,

mit dem Erwachsenwerden verändert sich viel, unter anderem ist auch der Wechsel vom Kinderarzt in die Erwachsenenmedizin notwendig. Plötzlich musst Du selbstständig Arzttermine vereinbare, an Deine Medikamente denken und dem Arzt die Fragen beantworten, wo das doch sonst immer Deine Eltern gemacht haben! Das ist manchmal gar nicht so einfach, daher musst Du dabei gut unterstützt werden. Die Begleitung auf dem Weg in die Erwachsenenmedizin nennt man Transition.

Worum geht es bei dieser Studie?

Wir möchten herausfinden, was für Dich im Übergang zwischen Kinderarzt und Erwachsenenmedizin wichtig ist, was Du im Umgang mit deiner Erkrankung schon alleine „managen" kannst und wo Du noch Hilfe brauchst.

Wie ist der Ablauf?

Um Dich nach Deinen Wünschen zum Arztwechsel zu fragen, führen wir ein Interview mit Dir. Keine Angst, das ist ein lockeres Gespräch, das gerne bei Dir zuhause oder an einem anderen Ort, den Du Dir aussuchen kannst, stattfindet und ungefähr 30 Minuten dauert. Wenn Du möchtest, können Dich Deine Eltern begleiten. Wir nehmen das Gespräch mit einem Diktiergerät auf und schreiben es danach Wort für Wort auf. Du kannst natürlich jederzeit Bescheid sagen, wenn das Diktiergerät ausgeschaltet werden soll, Du eine Pause brauchst oder das Gespräch beenden möchtest.

Um zu schauen, was Du alleine machst und wobei Dir Deine Eltern noch helfen, haben wir einen Onlinefragebogen vorbereitet. Auch dies ist kein Test und der Fragebogen wird mit einem Statistik-Programm am Computer ausgewertet.

Wer wird gesucht?

Wir suchen Dich, wenn Du eine chronische Erkrankung, wie z.B. Epilepsie, Diabetes mellitus Typ I, Asthma bronchiale, Colitis ulcerosa oder Morbus Crohn, Rheuma, CF, Spina bifida oder eine Nieren-, Stoffwechsel- oder Hormonerkrankung hast.

Den **Onlinefragebogen** kannst Du ausfüllen, wenn Du zwischen 12- 25 Jahre alt bist.

Für die **Interviews** suchen wir Dich, wenn Du Deinen Arzt schon gewechselt hast, nicht älter als 25 Jahre alt bist und in NRW wohnst. Wichtig ist, dass Du vorher mit Deiner Krankheit von einem Kinderarzt betreut wurdest.

Was passiert mit Deinen Daten?

Alle Daten, die wir von Dir aus den Interviews verwenden, werden nur in verschlüsselter Form gespeichert und verarbeitet. Das heißt, dass wir sie mit einer Nummer beschriften und nirgendwo Deinen Namen, Dein Geburtsdatum, Deine Adresse oder sonstige Informationen, die auf Dich zurückzuführen sind, nennen. Falls Du nicht mehr an der Studie teilnehmen möchtest, werden Deine persönlichen Daten sowie das Interview komplett gelöscht und nicht mehr verwendet. Das Ausfüllen der Onlinefragebögen ist anonym, das bedeutet, dass Du Deinen Namen nicht nennst. Du wirst lediglich nach Deinem Alter und Deiner Postleitzahl gefragt und keiner, auch wir nicht, kann sehen, welche Antworten von Dir sind. Zu allen Daten haben nur folgende Personen Zugriff: Prof. Dr. Sandra Bachmann, Prof. Dr. Thomas Hering, Natalie Hubenthal und Marit Zimmermann. Wir werden Deine Daten nur für diese Studie verwenden und nicht an andere Personen oder Firmen weitergeben. Auch wenn Studienergebnisse in Fachzeitschriften veröffentlicht werden sollten, erscheint nirgendwo Dein Name.

Warum wird diese Studie durchgeführt?

Der Wechsel vom Kinderarzt zum Erwachsenenmediziner kann eine Herausforderung für Dich sein. Wir führen diese Studie durch, damit alle Beteiligten, wie z.B. Ärzte, Pflegepersonal oder Therapeuten, wissen, wie sie Dich am besten bei dem Arztwechsel unterstützen.

Was ist sonst noch wichtig?

Deine Teilnahme ist freiwillig, für Dich entstehen keine Kosten und Du kannst sie jederzeit ohne Angabe von Gründen abbrechen. Wir verlosen unter allen Teilnehmern zwei Amazon-Gutscheine im Wert von je 20€ (einen Gutschein unter den Interview-Teilnehmern und einen unter den Fragebogen-Teilnehmern).

Ansprechpartnerinnen

Wir sind Natalie Hubenthal und Marit Zimmermann, beide Gesundheits- und Kinderkrankenpflegerinnen und studieren zurzeit an der Hochschule für Gesundheit in Bochum. Die Studie führen wir im Rahmen unserer Masterarbeit durch, welche durch Prof. Dr. Sandra Bachmann betreut wird. Bei Fragen oder sonstigen Anliegen kannst Du Dich gerne unter der Telefonnummer 0234/ 77727637 oder per E-Mail (mzimmermann@hs-gesundheit.de, nhubenthal@hs-gesundheit.de) bei uns melden.

Wir freuen uns sehr, wenn Du Dich für ein Interview meldest oder unseren Onlinefragebogen ausfüllst.

Anlage 7: Einverständniserklärung

Einverständniserklärung

"Bedarf hinsichtlich der Transition von der pädiatrischen- in die Erwachsenenversorgung – welche Bedürfnisse und Gesundheitskompetenzen haben Jugendliche und junge Erwachsene mit einer chronischen Erkrankung?"

Verantwortliche:

Natalie Hubenthal	Marit Zimmermann
Hochschule für Gesundheit	Hochschule für Gesundheit
Gesundheitscampus 6-8, 44801 Bochum	Gesundheitscampus 6-8, 44801 Bochum
nhubenthal@hs-gesundheit.de	mzimmermann@hs-gesundheit.de

Ich/ Wir: _____

(Vorname, Name)

erklären, dass ich/ wir von den verantwortlichen Personen das Informationsschreiben für Teilnehmer für die oben genannte Studie erhalten und gelesen haben. Ich/ Wir wurde/n ausreichend über die Bedeutung und Tragweite der Studie aufgeklärt und hatte/n die Möglichkeit Rückfragen zu stellen.

Ich/ Wir hatte/n ausreichend Zeit, mich/ uns zur Teilnahme an der Studie zu entscheiden und weiß/ wissen, dass die Teilnahme freiwillig ist. Ich/ Wir wurde/n darüber informiert, dass ich/ wir jederzeit und ohne Angabe von Gründen diese Zustimmung widerrufen kann/ können, ohne dass dadurch nachteilige Folgen entstehen.

Ich/ Wir sind damit einverstanden, dass die im Rahmen der wissenschaftlichen Untersuchung erhobenen Daten aufgezeichnet werden. Es wird gewährleistet, dass die Daten nicht an Dritte weitergegeben werden. Mir/ Uns ist bekannt, dass die personenbezogenen Daten in verschlüsselter Form gespeichert und ausschließlich für wissenschaftliche Zwecke verwendet werden. Im Falle einer Veröffentlichung werden die Daten anonymisiert, sodass nicht hervorgehen kann, wer an dieser Untersuchung teilgenommen hat.

Durch die Beteiligung an der Studie entstehen keine Kosten. Eine Kopie des Informationsschreibens und der Einverständniserklärung habe/n ich/ wir erhalten. Hiermit wird die freiwillige Teilnahme an dieser Studie erklärt.

_____
Ort, Datum   Unterschrift der/des Mitwirkenden

_____
Ort, Datum   Unterschrift der Verantwortlichen

Anlage 8: Informationsflyer Seite 1

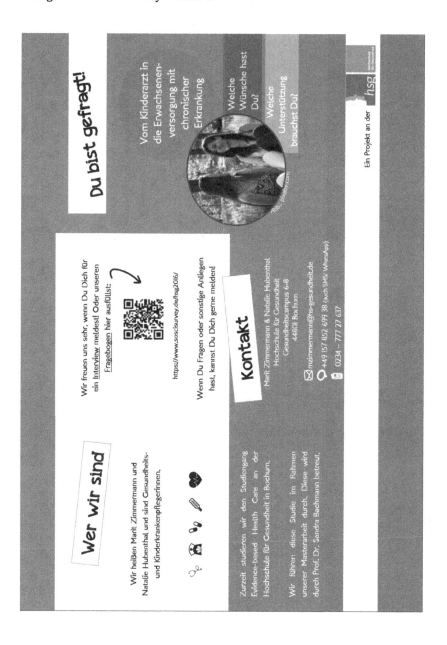

Anlage 9: Informationsflyer Seite 2

Wer wird gesucht?

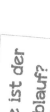

Für die Interviews:

- Nicht älter als 25
- Bereits in die Erwachsenen-versorgung gewechselt

Für die Fragebögen:

- 12-25 Jahre alt

Mit Diabetes mellitus Typ I, Epilepsie, Asthma bronchiale, CED, CF, chronische Nierenerkrankungen, Spina bifida, Stoffwechselerkrankungen, etc.

Und sonst?

Deine Teilnahme ist freiwillig. Du kannst sie jederzeit abbrechen und es entstehen keine Kosten für Dich! Wir verlosen unter allen Teilnehmern einen Amazon-Gutschein!

Go!

Wie ist der Ablauf?

Um Dich nach Deinen Wünschen zum Arztwechsel zu fragen, führen wir ein Interview mit Dir. Keine Angst, das ist ein lockeres Gespräch, das gerne bei Dir zuhause oder an einem anderen Ort, den Du Dir aussuchen kannst, stattfindet. Wenn Du möchtest, können Dich Deine Eltern begleiten.

Um zu schauen, was Du schon alleine machst und wobei Dir Deine Eltern noch helfen, haben wir einen Onlinefragebogen vorbereitet. Auch dies ist kein Test!

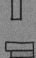
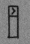

Worum geht's?

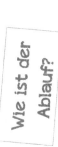

Mit dem Erwachsenwerden ändert sich viel, nun ist auch der Wechsel vom Kinderarzt in die Erwachsenenmedizin notwendig. Plötzlich musst Du vieles selbstständig organisieren, wo das doch sonst Deine Eltern immer gemacht haben! Das ist mit einer chronischen Erkrankung gar nicht so einfach, daher musst Du dabei gut unterstützt werden! Das Ganze nennt man Transition!

Damit alle Beteiligten (z.B. Ärzte, Pflegepersonal) wissen, wie sie Dir am besten helfen können, möchten wir herausfinden, was für Dich im Übergang zwischen Kinderarzt und Erwachsenenmedizin wichtig ist, was Du im Umgang mit Deiner Erkrankung schon alleine „managen" kannst und wo du Du noch Hilfe brauchst.

Printed in the United States
By Bookmasters